U0325184

现代肿瘤放射治疗临床实践指导

主　　编：王　晖

荣誉主编：胡炳强　席许平　吴湘玮

副 主 编：（按姓氏笔画排序）

朱苏雨　师颖瑞　刘　峰　金和坤　周菊梅　胡　英　倪千喜　韩亚骞

执行编委：（按姓氏笔画排序）

刘　怀　肖　琴　杨雯娟

编　　委：（按姓氏笔画排序）

马宏志　王　勇　王　晖　王小安　尹　宏　邓诗佳　叶　旭　师颖瑞
朱苏雨　刘　怀　刘　林　刘　珈　刘　科　刘　峰　刘　雯　刘志刚
刘学文　许　孜　李　云　李　宇　李　华　李　煜　李燕娴　杨　锫
杨凤姣　杨敬儒　杨雯娟　肖　帅　肖　琴　肖　锋　肖友立　吴　峥
吴雯琼　吴湘玮　何　倩　汪　洁　张　荣　张　琳　张　静　张九堂
范长根　欧阳淑玉　罗　乐　罗　英　罗凌嵘　金　一　金和坤　周钰娟
周菊梅　庞金猛　赵　祺　胡　英　胡炳强　姜翠红　娄　繁　贺礼理
袁　媛　倪千喜　郭戈杨　席许平　唐　玮　黄再捷　曹　霞　韩亚骞
鲁琼辉　曾　彪　谢小雪　谢闻季　蔡奕龙　谭剑锋　瞿　琮

主　　审：罗　英　刘　珈

CTS | K 湖南科学技术出版社

主编介绍

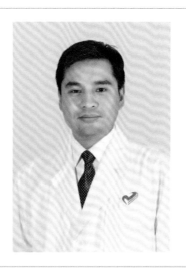

王晖 湖南省肿瘤医院党委委员、放射治疗中心主任和湖南省肿瘤放射治疗转化医学重点实验室主任，中南大学和南华大学博士生导师，主任医师，享受国务院特殊津贴专家，入选湖南省新世纪121工程第一层次人才、湖南省高层次卫生人才"225"工程首批培养对象，曾被评选为"湖湘名医"，作为高级访问学者多次赴国外（包括MD安德森癌症中心）研学和交流。擅长胸部肿瘤（肺癌、食管癌等）和头颈部恶性肿瘤（鼻咽癌等）多病种的精确放射治疗、放射和化学综合治疗以及免疫治疗。现任湖南省医学会常务理事、湖南省抗癌协会常务理事、湖南省抗癌协会放射治疗专业委员会主任委员、湖南省医学会放射肿瘤专业委员会候任主任委员、中华医学会放射肿瘤治疗学分会全国委员、中国医师协会放射肿瘤医师分会常务委员、中国研究型医院学会肿瘤放射生物与多模态诊疗专业委员会副主任委员、中国医促会放射肿瘤学分会常务委员、中国临床肿瘤学会(CSCO)食管癌专家委员会委员和中国临床肿瘤学会(CSCO)非小细胞肺癌专家委员会委员。主持国家自然科学基金面上项目、十三五"精准医学"国家重点研发项目、美国MD安德森癌症中心姊妹医院科研合作课题、湖南省科技厅重点课题等科研课题10余项，并参与多项国家级、省部级科研课题研究。在国内外核心期刊发表论文100余篇，其中SCI收录论文60余篇（作为通讯作者单篇影响因子最高超过20分），参编著作5部。作为第一完成人先后获得湖南医学科技奖三等奖和湖南省科技进步奖三等奖、湖南省肿瘤医院第二届新技术奖励二等奖，并作为主要研究人员另外2次获得湖南医学科技奖三等奖；作为第一作者分别获得湖南省自然科学优秀学术论文一等奖、二等奖；先后6次获得湖南省卫生厅三等功，多次评为中南大学优秀研究生导师。

序言一

当今社会，恶性肿瘤已经成为威胁人民群众健康的重大疾病。肿瘤防治事业作为卫生健康事业的重要组成部分，是"健康中国"建设的重要支撑，直接关系到广大人民群众的幸福安康。提高肿瘤诊疗能力、规范肿瘤诊疗行为、优化肿瘤诊疗模式是肿瘤防治工作者努力的目标。肿瘤的规范化治疗要求肿瘤科医师遵循规范化诊断与治疗原则、多学科合作、正确有序慎用各种诊断与治疗手段，以获取治疗价值的最大体现。

随着社会的发展，电子计算机给人类生活带来了翻天覆地的变化，同样在肿瘤放射治疗领域，先进电子计算机技术和影像设备的介入，使得放射治疗已经进入了动态、高效、图像引导的精准放射治疗的时代。精准放射治疗显著提高了肿瘤的控制效果，降低了毒性反应。60％以上的肿瘤患者在疾病的不同治疗阶段需要接受放射治疗，放射治疗是一个越来越值得全社会重视的肿瘤治疗手段。

湖南省放射治疗诊治能力目前尚远不能满足人民群众健康的需求。根据中华医学会放射肿瘤治疗学分会于2020年第29卷第5期《中国肿瘤》期刊发表的《2019年中国大陆地区放疗人员和设备基本情况调查研究》一文显示，全国平均每百万人口的放射治疗设备配比为1.5台，湖南省为1.24台，低于全国平均水平和世界卫生组织的要求（每百万人配比2～4台）。

近年来，全国各级医疗机构的放射治疗科蓬勃发展。在此背景下，如何规范肿瘤的综合治疗，提高放射治疗从业人员的专业素养更显得尤为重要，《现代肿瘤放射治疗临床实践指导》的成功出版能进一步推动湖南省乃至全国放射治疗事业的发展，促进肿瘤规范化治疗的进步，为广大肿瘤患者提供更优质更有价值的医疗服务！

湖南省卫生健康委员会副主任　　龙开超博士
中 国 医 师 协 会 常 务 理 事

序言二

　　肿瘤放射治疗学是一门相对年轻但发展迅速的临床学科，是临床医学中一门精湛的技艺。放射线用于治疗恶性肿瘤（癌症）100 多年以来一直是肿瘤治疗的主要方法之一。65％～70％的恶性肿瘤患者在其病程的不同阶段都需要接受放射治疗。放射治疗在肿瘤的局部/区域控制，预防复发转移和/或治愈等方面有着不可替代的作用。

　　在 20 世纪二维放射治疗时代，放射治疗界前辈们探索以不同的治疗联合或变更放射治疗模式等方式研究和寻找提高肿瘤局部/区域控制率和/或治愈率，其中包括从低温到高温，从低氧到高氧，从细胞同步化到时辰放射治疗，从细胞增敏到泛细胞保护，从低分割到多（超）分割，从半野放射到适形铅挡，从外放射到内外联合放射等，这些卓有成效的研究推动了我国放射治疗事业的发展，部分相关领域仍是目前深入研究的热点。

　　就放射治疗临床而言，在有效杀灭肿瘤细胞的同时最大限度减少对健康组织器官的损伤是放射治疗临床工作者的座右铭。20 世纪 80 年代湖南省肿瘤医院胡自省教授等针对当时放射治疗临床存在的一些不规范现象，组织相关专家按照放射治疗的基本科学原则、注意事项和常见肿瘤放射治疗方法等编著出版了《肿瘤放射治疗临床工作手册》，随后事实证明该书的出版为湖南省乃至其他地区的放射治疗临床健康发展起了积极的推动和规范作用。

　　在三维/四维放射治疗时代的今天，我国放射治疗事业呈井喷式发展，湖南省也由 20 世纪 90 年代初的 8 家放射治疗单位发展到目前的 80 多家。随着相关科学技术的进步和影像组学以及放射物理学的进展，得益于对各种肿瘤生物学行为的深入了解，放射治疗快速步入剂量雕刻精准治疗时代。而基因组学、蛋白质组学、代谢组学及免疫学的进展又为放射治疗临床带来了全新的视界，AI（人工智能）及大数据的介入更是翘首以待。此外，扑面而来的各类不断更新的指南、规范与共识令人应接不暇，面对这些日新月异的变化以及我国高速发展的放射治疗临床实际，不难理解放射治疗临床初学者的迷茫。由于人种及全球地区的差异以及现代放射治疗学主要由临床肿瘤、放射生物及放射物理组成的特点，针对年轻放射治疗工作者的困惑，规范我们的放射治疗临床基本工作或许是当前要务。也正是如此，湖南省肿瘤医院放射治疗中心主任王晖教授等在参阅相关国内外指南、规范及共识的基础上结合本院肿瘤放射治疗 40 多年的临床经验，主持编写了《现代肿瘤放射治疗临床实践指导》一书。本书着眼于现代放射治疗临床实际，提纲挈领地从图像引导放射治疗（IGRT）技术规范、靶区命名、常见肿瘤放射治疗规程、放射治疗临床急诊处理、放射治疗与免疫、放射治疗与营养、放射治疗与热疗到 OAR 限量值等方面进行了全面叙述。本书抓住放射治疗临床基本核心要素，简明扼要，在保证先进性的同时注重实用性和可操作性。毋庸置疑，这是一本年轻医生、研究生和进修生亟须的实用放射治疗临床入门工具书，也将是放射治疗医生有益的案头读本。

《现代肿瘤放射治疗临床实践指导》凝聚了王晖教授编写团队的智慧和心血，本书的成功编著是对湖南放射治疗事业的传承和我国放射治疗本土化规范的尝试，也是对湖南放射治疗界前辈们耕耘奉献最好的慰藉。

湖南省肿瘤医院

胡炳强

前　　言

　　放射治疗是恶性肿瘤最重要的治疗手段之一，大约有70%以上的患者在治疗的不同阶段需要接受放射治疗。同时，放射治疗是鼻咽癌、肺癌、食管癌、前列腺癌、宫颈癌等恶性肿瘤的根治性治疗手段之一。根据世界卫生组织提出的"人人享有健康"的标准，每百万人口需要配置2~3台加速器，而《2019年中国大陆地区放疗人员和设备基本情况调查研究》结果显示，虽然近年来我国开展放射治疗的单位越来越多，但除了北京、上海、山东等地区达到世界卫生组织的标准以外，全国每百万人口放射治疗设备仅1.5台，仍低于国际标准，湖南省也是如此。放射治疗设备的缺口意味着我国以及湖南省放射治疗事业在未来仍会呈现持续高速发展的态势。

　　放射治疗的规范化是患者疗效的保障。放射治疗学科是一门专业性很强的学科，专科人才的培养需要较长的周期。近年来，随着越来越多的基层单位引进了放射治疗专业设备，如何培养放射治疗专科人才、推动基层医院的规范化放射治疗成为一个重要的课题。有鉴于此，我们编写了这本《现代肿瘤放射治疗临床实践指导》。在本书的编撰过程中，我们参照了国内外最新指南和研究成果，并根据湖南省肿瘤医院积累的40多年的临床工作经验，以临床实践为核心，结合湖南省的具体情况，针对常见病种和先进放射治疗技术，制定了详细的技术规范，并进行了反复的讨论和修改。希望本书能够为年轻的放射治疗工作者们提供实用性很好的学习资料，为推动湖南省乃至全国规范化放射治疗助力。

　　放射治疗发展迅速，知识更新快，本书作者花费了大量的时间和精力，即便如此，一些遗漏和错误难免，希望得到读者们的批评和建议。最后，感谢本书所有作者的辛勤付出。

湖南省肿瘤医院肿瘤放射治疗中心主任
肿瘤放射治疗转化医学湖南省重点实验室主任　　王晖博士

目　　录

第一章 图像引导放射治疗（IGRT）技术规范

近年来调强放射治疗（IMRT），低分次、高单次剂量（Hypo-Fraction）放射治疗，立体定向放射治疗（SBRT），自适应放射治疗（ART），全脑全脊髓放射治疗（CSI）等精确放射治疗技术发展迅速，但实施过程中与患者的治疗摆位精度、肿瘤和正常器官的位置变化密切相关。为了确保治疗精度，我们在临床实践中采用图像引导放射治疗技术（IGRT）。

为了保证临床中 IGRT 技术的正确、规范、高效应用，特制定本技术规范。

一、IGRT 技术目前主要采用的设备

1. XVI，KV-CBCT 系统。
2. OBI，KV-CBCT 系统。
3. TOMO，MV-CT 系统。

二、IGRT 技术实施流程

第一步：图像传输。删除所有的辅助轮廓，另存计划，以"XVI/OBI/MVCT"结尾命名。从计划系统传输计划所用的 CT 图像至 XVI/OBI/MVCT 工作站，作为 IGRT 应用的参考图像。同时，传输靶区、危及器官、感兴趣的等剂量线（靶区处方剂量线、脊髓耐受剂量线等）用于评价配准效果。

第二步：患者治疗摆位，采集患者 CBCT/FBCT 图像。

第三步：图像配准与分析。

第四步：根据图像配准与分析结果，进行治疗摆位误差修正，实施治疗。

三、IGRT 技术的图像采集、图像配准及容差要求

（一）头颈部肿瘤

1. 图像扫描参数设置

（1）XVI 设置：扫描范围包含 PTV，扫描角度 $100°\sim260°$，100 kV、10 mA、10 ms，旋转速度 $3.18°/s$，FOV 直径为 26 cm，长度为 26 cm，S20 过滤板，像素尺寸为 0.1 cm 空间分辨率。图像采集速度为 5.5Frames（帧）/s，共计 361Frames。总 mAs：36.1 mAs。采用中分辨率重建。

（2）OBI 设置：扫描范围包含 PTV，第一次扫描使用 High-qualityhead 模式，以后使用 Low-dose head 模式。扫描直径 25 cm，Full Fan 过滤板，重建分辨率 512×512，重建 CT 层厚 2.5 mm，电压电流自动调节。

（3）MVCT 设置：扫描范围包含 PTV，扫描螺距 Acquisition Pitch（常规靶区选择 Normal；小病灶的大分割放射治疗选择 Fine），重建层厚 Reconstruction Interval（常规靶区选择 2.0 mm；小病灶的大分割放射治疗选择 1.0 mm）。

2. 匹配区域与配准方式

（1）XVI/OBI 设置：配准框范围包括 PTV 及其三维方向各外放 2 cm。若肿瘤与附近的骨结构（如椎体）相对位置固定，配准框还应包括这些骨结构。

鼻咽部匹配：骨性配准和灰度配准结果无明显差异，但灰度配准时间较长，故选择骨性配准。

下颈部匹配：骨性配准和灰度配准结果有差异，故选择灰度配准。

（2）MVCT 设置：配准参数选择骨和组织配准方式（Bone and Tissue Technique），配准分辨率选择（Super Fine Resolution），配准移动先选择（Translation＋Pitch，Yaw，Roll）自动配准。若匹配结果显示 Pitch 和 Yaw 两个方向旋转误差＞3°，则重新摆位，再选择 Translation＋Roll 二次配准。

3. 匹配标准和注意事项

（1）在治疗前获取 CBCT/FBCT 图像，根据系统的自动匹配功能，将获取的 CBCT/FBCT 图像和计划 CT 图像中的射野等中心匹配，获得射野等中心左右（X 轴）、头脚（Y 轴）、前后（Z 轴）3 个方向的误差和旋转误差。若匹配结果显示 3 个方向平移误差≤3 mm，旋转误差≤3°，即实施照射。

（2）连续 CBCT/FBCT 扫描 5 次，每次平移误差≤3 mm，旋转误差≤3°者，以后可每周扫描一次。在前 5 次 IGRT 实施过程中，如果发现有系统性误差，在主管医生、责任物理师、摆位技师讨论并达成共识后，可以进行摆位参考标记的调整。调整扫描 3 次后，平移误差≤3 mm，旋转误差≤3°者，以后可以每周扫描一次。

（3）在患者的整个放疗过程中，主管医生要每周评估配准情况。既要观察匹配的准确性，也要观察肿瘤体积和位置的变化情况，从而作为修改计划的参考条件。摆位技师发现影响图像配准和治疗等情况时，应及时通报主管医生和责任物理师，采取应对措施。

（二）胸部肿瘤

1. 图像扫描参数设置

（1）XVI 设置：扫描范围包含 PTV。当治疗射野最大长度＜10 cm 时，使用 Chest-M10 预设条件（Preset）采集 CBCT 图像。否则，使用 Chest-M20 预设条件（Preset）采集 CBCT 图像。120 kV、40 mA、40 ms、总 mAs：650 mAs、180.1°～179.9°扫描。使用中分辨率重建图像。

（2）OBI 设置：扫描范围包含 PTV，第一次扫描使用 High-quality thorax 模式，以后使用 Low-dose thorax 模式。扫描直径 45 cm，Half Fan 过滤板，重建分辨率 512×512，重建 CT 层厚 2.5 mm，电压电流自动调节。

（3）MVCT 设置：扫描范围包含 PTV，扫描螺距 Acquisition Pitch（常规靶区选择 Normal；小病灶的大分割放射治疗选择 Fine），重建层厚 Reconstruction Interval（常规靶区选择 2.0 mm；小病灶的大分割放疗选择 1.0 mm）。

2. 匹配区域与配准方式

（1）XVI/OBI 设置：配准框范围包括 PTV 及其三维方向各外放 2 cm。若肿瘤与附近的骨结构（如椎体）相对位置固定，配准框还应包括这些骨结构。

如果肿瘤与附近的骨结构（如椎体）相对位置固定，宜采用骨配准方式，必要时手动调整。对于肺内孤立病灶，宜采用灰度配准，必要时手动调整。

（2）MVCT 设置：配准参数选择骨和组织配准方式（Bone and Tissue Technique），配准分辨率选择（Super Fine Resolution），配准移动先选择（Translation＋Pitch，Yaw，Roll）自动配准。若匹配结果显示 Pitch 和 Yaw 2 个方向旋转误差＞3°，则重新摆位，再选择 Translation＋Roll 二次配准。

3. 匹配标准和注意事项

（1）观察配准效果时，可以考虑以肺窗图像为准，必要时参考纵隔窗图像。在肺窗条件下观察 CBCT/FBCT 图像上可见的肿瘤与 GTV 轮廓线的配准情况。此外，还应在 CBCT/FBCT 图像上观察靶区处方剂量线覆盖靶区范围的情况和危及器官耐受剂量线与危及器官的相邻情况。

（2）在治疗前获取 CBCT/FBCT 图像，根据系统的自动匹配功能，将获取的 CBCT/FBCT 图像和计划 CT 图像中的射野等中心匹配，获得射野等中心左右（X 轴）、头脚（Y 轴）、前后（Z 轴）3 个方向的误差和旋转误差。若匹配结果显示 3 个方向平移误差≤5 mm，旋转误差≤3°，即实施照射。

（3）连续 CBCT/FBCT 扫描 5 次，每次平移误差≤5 mm，旋转误差≤3°者，以后可每周扫描一次。如果为大分割放疗，则必须每次做 CBCT/FBCT 扫描。在前 5 次 IGRT 实施过程中，如果发现有系统性误差，在主管医生、责任物理师、摆位技师讨论并达成共识后，可以进行摆位参考标记的调整。调整扫描 3 次后，平移误差≤5 mm，旋转误差≤3°者，以后可以每周扫描一次。

（4）在患者的整个放疗过程中，主管医生要每周评估配准情况。既要观察匹配的准确性，也要观察肿瘤体积和位置的变化情况，从而作为修改计划的参考条件。

（5）在患者放疗的整个过程中，摆位技师若发现患者有明显的体重变化、体表轮廓改变、胸腔积液、气胸、肺不张、骨质破坏等情况而影响图像配准和治疗时，应及时通报主管医生责任物理师，采取应对措施。

（三）腹部与盆腔肿瘤

1. 图像扫描参数设置

（1）XVI 设置：扫描范围包含 PTV，当治疗射野最大长度小于 15 cm 时，使用 PelvisM15 预设条件（Preset）采集 CBCT 图像，否则使用 Pelvis M20 预设条件（Preset）采集 CBCT 图像。120 kV、40 mA、40 ms、总 mAs：1056 mAs、180.1°～179.9°扫描，使用中分辨率重建图像。

（2）OBI 设置：扫描范围包含 PTV，使用 Pelvis 模式。扫描直径 45 cm，Half Fan 过滤板，重建分辨率 512×512，重建 CT 层厚 2.5 mm，电压电流自动调节。

（3）MVCT 设置：扫描范围包含 PTV，扫描螺距 Acquisition Pitch（常规靶区选择 Normal；小病灶的大分割放疗选择 Fine），重建层厚 Reconstruction Interval（常规靶区选择 2.0 mm；小病灶的大分割放疗选择 1.0 mm）。

2. 匹配区域与配准方式

（1）XVI/OBI 设置：配准框范围包括 PTV 及其三维方向各外放 2 cm。若肿瘤与附近的骨结构（如椎体、盆骨等）相对位置固定，配准框还应包括这些骨结构。

如果肿瘤与附近的骨结构（如椎体、盆骨等）相对位置固定，宜采用骨配准方式，必要时手动调整。

一般而言，宫颈癌、腹部肿瘤采用灰度配准＋手动配准。前列腺癌和其他盆腔肿瘤采用骨性配准＋手动配准。

（2）MVCT 设置：配准参数选择骨和组织配准方式（Bone and Tissue Technique），配准分辨率选择（Super Fine Resolution），配准移动先选择（Translation＋Pitch，Yaw，Roll）自动配准。若匹配结果显示 Pitch 和 Yaw 2 个方向旋转误差＞3°，则重新摆位，再选择 Translation＋Roll 二次配准。

3. 匹配标准和注意事项

（1）在治疗前获取 CBCT/FBCT 图像，根据系统的自动匹配功能，将获取的 CBCT/FBCT 图像和计划 CT 图像中的射野等中心匹配，获得射野等中心左右（X 轴）、头脚（Y 轴）、前后（Z 轴）3 个方向的误差和旋转误差。若匹配结果显示 3 个方向平移误差≤5 mm，旋转误差≤3°，即实施照射。

（2）连续 CBCT/FBCT 扫描 5 次，每次平移误差≤5 mm，旋转误差≤3°者，以后可每周扫描一次。如果为大分割放疗，则必须每次做 CBCT/FBCT 扫描。在前 5 次 IGRT 实施过程中，如果发现有系统性误差，在主管医生、责任物理师、摆位技师讨论并达成共识后，可以进行摆位参考标记的调整。调整扫描 3 次后，平移误差≤5 mm，旋转误差≤3°者，以后可以每周扫描一次。

（3）在患者的整个放射治疗过程中，主管医生要每周评估配准情况。既要观察匹配的准确性，也要观察肿瘤体积和位置的变化情况，从而作为修改计划的参考条件。

（4）在患者放疗的整个过程中，摆位技师若发现患者有明显的体重变化、体表轮廓改变等情况而影响图像配准和治疗时，应及时通报主管医生和责任物理师，采取应对措施。

四、IGRT 技术的质控检测要求

根据 XVI、OBI、TOMO 质控检测标准和管理规范来实施。

〔倪千喜 曾 彪 庞金猛 谭剑锋〕

第二章　放射治疗计划基本规范
（鼻咽癌、肺癌、乳腺癌）

鼻咽癌

一、体位固定

采用头颈肩托架面网固定，避免在颈部产生左右旋转误差。模拟机下仰卧位，鼻尖、颏中心、喉结、胸骨上窝中必须在同一直线上，双肩放松并下垂，双手臂置于体侧。

二、CT模拟定位

螺旋CT扫描范围从颅顶至胸骨切迹下2 cm，鼻咽原发区域内3 mm/层，薄层扫描，治疗区域外建议5 mm/层。螺距3 mm，120 kV、120 mA。

三、靶区、正常组织名称和颜色规定

（一）靶区名称建议

GTVnx

GTVrpn

PGTVnx

GTVnd-L　　　　　　　　　　　　　　　　　　　PGTVnd-L

GTVnd-R　　　　　　　　　　　　　　　　　　　PGTVnd-R

CTV1　　　　　　　　　　　　　　　　　　　　　PTV1

CTV2　　　　　　　　　　　　　　　　　　　　　PTV2

（二）正常组织

Spinal Cord（脊髓）	蓝色 blue
Spinal Cord+3 mm	橘色 orange
Brain Stem（脑干）	黄色 yellow
Brain Stem+3 mm	深绿色 forest
Optic Chiasm（视交叉）	绿色 green
Optic Nerve_L（视神经）	紫色 slateblue/R，亮蓝色 lightblue
Temporal Lobe_L（颞叶）	青色 skyblue/R，卡其色 khaki
Pituitary（垂体）	棕色 brown
Len_L（晶体）	橘色 orange/R，青色 skyblue
Eye_L（眼球）	青色 skyblue/R，橘色 orange
Parotid_L（腮腺）	紫色 slateblue/R，青色 skyblue
Submandibulara_L（颌下腺）	青色 skyblue/R，橘色 orange

Mandible（下颌骨）	卡其色 khaki
Cochlea_L/R（耳蜗）	棕色 brown
TM-Joint_L/R（颞下颌关节）	橄榄色 olive
IAC_L/R（颈内静脉）	番茄红色 tomato
Larynx（喉）	青色 skyblue
Tongue（舌）	深绿色 forest
Middle Ear_L/R（中耳）	薰衣草色 lavender
Thyroid（甲状腺）	黄绿色 yellowgreen
Trachea（气管）	栗色 maroon
Esophagus（食管）	紫色 slateblue
Oral cavity（口腔）	薰衣草色 lavender
Lip（唇）	青色 skyblue
Brachial Plexus（臂丛）	teal 蓝绿色
Pharyngeal Const_Upper/Middle/Lower（咽缩肌肉）	薰衣草色 lavender
Pharynx（咽）	青色 skyblue
Soft palate（软腭）	深绿色 forest

注：

（1）左右颈部的淋巴结可能有多个，建议多设置几个名称备用。模板中左右分别设置 4 个。例如：GTVnd_L1、GTVnd_L2、GTVnd_L3、GTVnd_L4、GTVnd_R1、GTVnd_R2、GTVnd_R3、GTVnd_R4。

（2）正常组织分左右的话，宜分开。例如：Len_R 和 Len_L。

（3）有颜色的是我们规定的，其他的可以随意设置颜色。

四、正常组织剂量限值（表 2-1）

表 2-1　　　　　　　　　　　　　　鼻咽癌危及器官剂量限值

中文名称	英文名称	推荐剂量限定/Gy	备　　注
脊髓	Spinal Cord	$D_{max}<40$	
脑干	Brain Stem	$D_{max}<54$，$V_{60}\leqslant1\%$	
视交叉	Optic Chiasm	$D_{max}<54$	
视神经	Optic Nerve	$D_{max}<54$	
颞叶	Temporal Lobe	$V_{65}\leqslant1\%$	
眼球	Eyes	$D_{mean}<35$，$D_{max}\leqslant50$	
晶体	Lens	$D_{max}<7$	
下颌骨	Mandible	$D_{max}\leqslant70$ 或 $1\,cc\leqslant65$	
颞颌关节	TM joint	$D_{max}\leqslant70$ 或 $1\,cc\leqslant65$	

续表

中文名称	英文名称	推荐剂量限定/Gy	备　注
垂体	Pituitary	$D_{mean} \leqslant 50$	
腮腺	Parotid	$D_{mean} \leqslant 26$（至少单侧）或双侧体积的 20 cc<20 或至少单侧 $V_{30} < 50\%$	
喉	Larynx	$D_{mean} \leqslant 45$	
内耳	Inner ear	$D_{mean} \leqslant 50$，$V_5 \leqslant 55$	
口腔	Oral cavity	$D_{mean} \leqslant 30 \sim 35$	
耳蜗	Cochleas	$D_{mean} \leqslant 35$	

五、计划系统 CT 图像导入

注意：CT＋PET 导入时，先导入 CT 图像，后导入 PET 图像。

（一）Oncentra 导入规范（图 2-1）

1. ID　住院号。

2. Last name　患者姓名全拼。

3. Case label　导入日期及诊断类型。例如：20140522NPC。

4. 其余请尽量按实际情况填写完全。

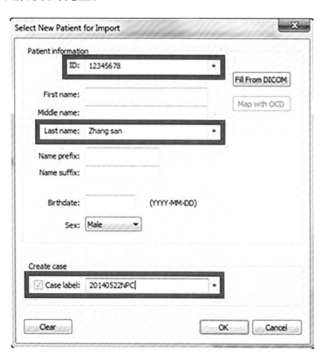

图 2-1　Oncentra 导入规范

（二）Pinnacle 导入规范（图 2-2）

1. Last name　患者姓名全拼。

2. Med record number　住院号。

3．Radiation oncologist　导入日期及诊断类型。例如：20140522NPC。

4．Middle name　肿瘤部位。例如：NPC。

5．其余请尽量按实际情况填写完全。

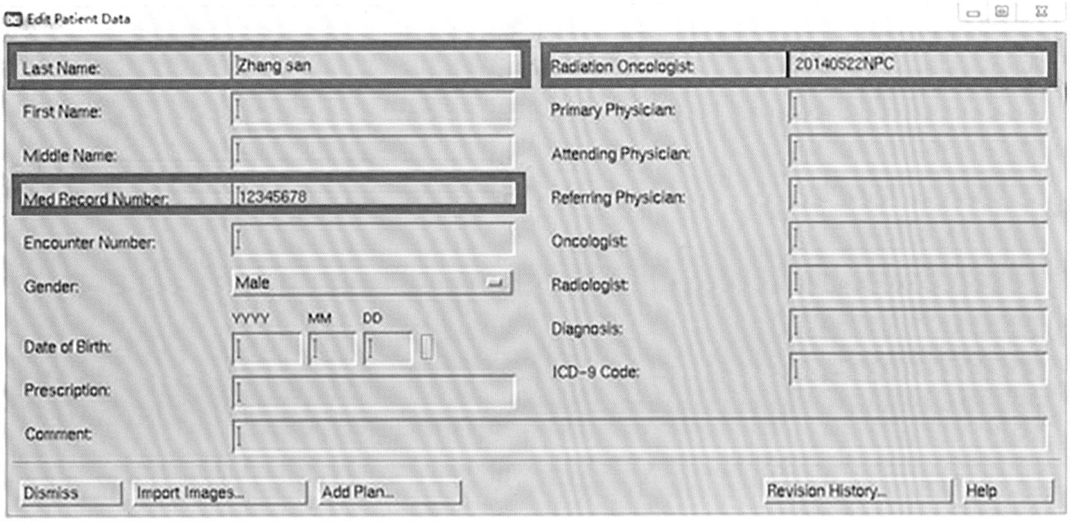

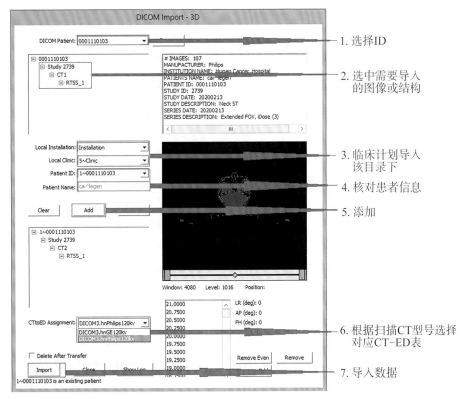

图 2-2　Pinnacle 导入规范

（三）Monaco 导入规范（图 2-3）

图 2-3　Monaco 导入规范

（四）Eclipse 导入规范（图 2-4）

1．ID　住院号。

2．Last name　患者姓。

3. First name　患者名。

4. 其余请尽量按实际情况填写完全。

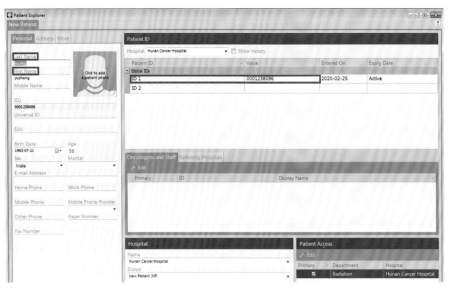

图 2 - 4　Eclipse 导入规范

（五）TOMO 导入规范

TOMO 导入接收，传入 TOMO 即自动接收，无须人工干预。

六、剂量成形结构（DSS）勾画

（一）Ring1 of PTV

PTV 外的第一个环，用于加速靶区外的剂量跌落，PTV 外放 15 mm 与 5 mm 相减形成。如图2-5所示阴影范围。

（二）Ring2 of PTV

PTV 外的第二个环，用于加速靶区外的剂量跌落。PTV 外放 30 mm 与 15 mm 相减形成。如图2-6所示阴影范围。

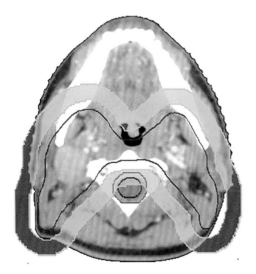

图 2 - 5　鼻咽癌 DSS 勾画（一）

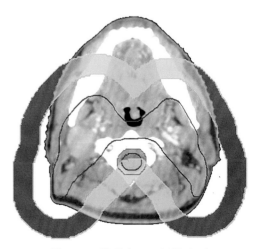

图 2 - 6　鼻咽癌 DSS 勾画（二）

（三）Outline

正常组织范围，用于减少正常组织照射剂量，BODY 与 PTV 外放 30 mm 相减形成。如图 2-7 所示阴影范围。

（四）Fan up

Fan up 用于减少 PTV 上方正常组织照射剂量，增加靶区适形度。如图 2-8 所示阴影范围。

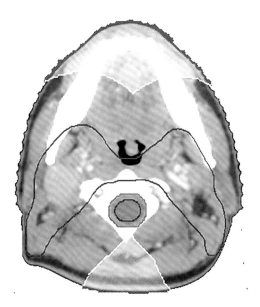

图 2-7　鼻咽癌 DSS 勾画（三）

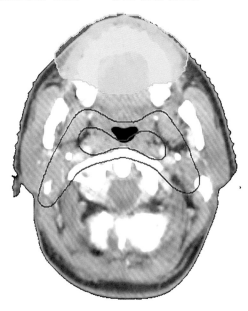

图 2-8　鼻咽癌 DSS 勾画（四）

（五）Fan down

Fan down 用于减少 PTV 下方正常组织照射剂量，增加靶区适形度。如图 2-9 所示阴影范围。

（六）PRV+3

正常器官外放 3 mm，用于确保正常组织限量。如图 2-10 所示（Spinal cord+3）阴影范围。

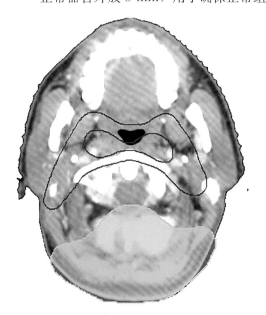

图 2-9　鼻咽癌 DSS 勾画（五）

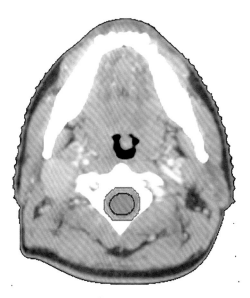

图 2-10　鼻咽癌 DSS 勾画（六）

（七）PTV-PGTV-GTVnd

PTV 与 PGTV、GTVnd 外放 3～5 mm 相减形成，用于限制高剂量，提升靶区剂量均匀性。如图 2－11所示阴影范围。

（八）PGTV-GTV

PGTV 与 GTV 外放 3～5 mm 相减形成，用于限制高剂量，提升靶区剂量均匀性。如图 2－12 所示阴影范围。

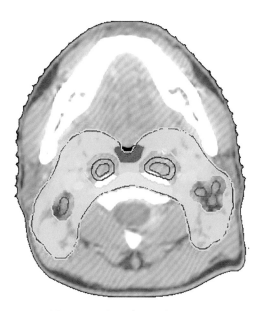

图 2－11　鼻咽癌 DSS 勾画（七）

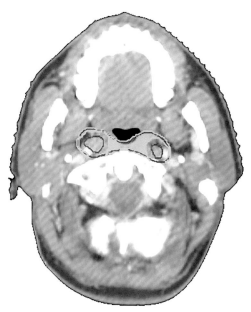

图 2－12　鼻咽癌 DSS 勾画（八）

肺　癌

一、体位固定

热塑网膜或真空垫固定，两锁骨头中线、胸骨中线、剑突、肚脐准直。双手抱头置于舒适位置，保证重复性。

二、CT 模拟定位

扫描范围：下颌骨至腰 4 位置。扫描及重建层厚：原发区域内 3 mm/层，薄层扫描。治疗区域外建议 5 mm/层。螺距 3 mm，140 kV，120 mA。

三、靶区、正常组织名称和颜色规定

（一）靶区名称建议

GTV

PGTV

GTVnd

CTV

ITV

PTV

（二）正常组织

Spinal Cord（脊髓）	蓝色 blue
Spinal Cord+3 mm	橘色 orange
Lung（肺）	绿色 green
Lung_R（右肺）	薰衣草色 lavender
Lung_L（左肺）	橘色 orange
Heart（心脏）	深绿色 forest
Esophagus（食管）	紫色 slateblue
Pericardium（心包）	青色 skyblue
Carina（隆突）	黑色 Black
Liver（肝）	棕色 brown
Trachea（气管）	栗色 maroon

四、正常组织剂量限值（表 2-2）

表 2-2　　　　　　　　　　　　　　　　肺癌危及器官剂量限值

中文名称	英文名称	剂量限定/Gy
脊髓	Spinal Cord	$D_{max} < 40$
心脏	Heart	$V_{30} \leqslant 40\%$，$V_{40} \leqslant 30\%$
食管	Esophagus	$V_{50} \leqslant 50\%$
肝	Liver	$V_{30} \leqslant 30\%$
肺	Lung	$V_{20} \leqslant 28\%$，$V_{30} \leqslant 20\%$，$V_5 \leqslant 60\%$，$D_{mean} \leqslant 18 \sim 20$
肾脏	Kidney	$V_{20} \leqslant 33\%$

五、计划系统 CT 图像导入

图像导入规范与鼻咽癌相同。

六、剂量成形结构（DSS）勾画

（一）Ring1 of PTV

PTV 外的第一个环，用于加速靶区外的剂量跌落，PTV 外放 15 mm 与 5 mm 相减形成。如图 2-13所示阴影范围。

（二）Ring2 of PTV

PTV 外的第二个环，用于加速靶区外的剂量跌落。PTV 外放 30 mm 与 15 mm 相减形成。如图 2-14所示阴影范围。

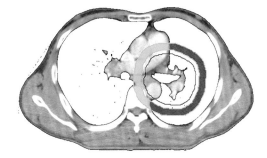

图 2-13　肺癌 DSS 勾画（一）

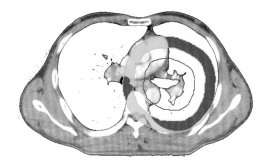

图 2-14　肺癌 DSS 勾画（二）

（三）Outline

正常组织范围，用于减少正常组织照射剂量，BODY 与 PTV 外放 30 mm 相减形成。如图 2-15 所示阴影范围。

（四）Fan up

Fan up 用于减少 PTV 上方正常组织照射剂量，增加靶区适形度。如图 2-16 所示阴影范围。

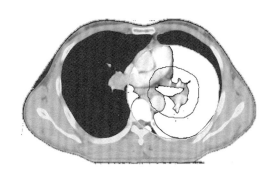
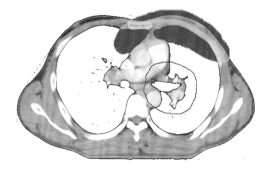

图 2-15　肺癌 DSS 勾画（三）　　　　　　　　　　图 2-16　肺癌 DSS 勾画（四）

（五）Fan down

Fan down 用于减少 PTV 下方正常组织照射剂量，增加靶区适形度。如图 2-17 所示阴影范围。

（六）PRV+3

正常器官外放 3 mm，用于确保正常组织限量。如图 2-18 所示（Spinal cord+3）阴影范围。

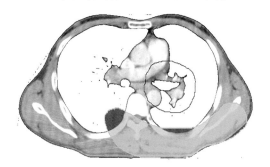
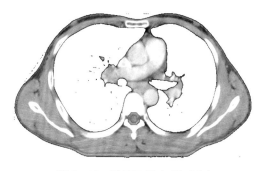

图 2-17　肺癌 DSS 勾画（五）　　　　　　　　　　图 2-18　肺癌 DSS 勾画（六）

（七）PTV-ITV

PTV 与 ITV 外放 3～5 mm 相减形成，用于限制高剂量，提升靶区剂量均匀性。如图 2-19 所示阴影范围。

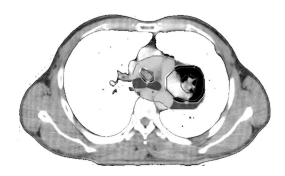

图 2-19　肺癌 DSS 勾画（七）

乳腺癌

一、体位固定

改良根治术后：采用一体化体架加热塑网膜固定，两锁骨头中线、胸骨中线、剑突、肚脐准直。仰卧位，双臂上举对称置于头部两侧。

保乳术后：采用乳腺托架固定，两锁骨头中线、胸骨中线、剑突、肚脐准直。仰卧位，双臂上举对称置于头部两侧，选择合适位置轻松置于双侧手臂托架上。根据患者身高选择合适的头枕、臀部防滑垫位置，根据患者颈胸部倾斜度选择合适的托架角度支撑板，使得患者颈胸部置于同一水平。

二、CT 模拟定位

体表标记：CT 扫描前铅丝标记瘢痕。

扫描范围：下颌骨至第 4 腰椎位置。扫描及重建层厚：原发区域内 3 mm/层，薄层扫描。治疗区域外建议 5 mm/层。螺距 3 mm，140 kV，120 mA。

三、靶区名称建议和颜色规定（表 2-3）

表 2-3　　　　　　　　　乳腺癌靶区名称建议和颜色规定

靶区名称	颜色规定	备　注
GTV	GTV	
GTVnd（GTVnd1，GTVnd2……）	GTVnd	
CTV	CTV	
ITV	ITV	
PTV	PTV	

四、危及器官名称及剂量限值（表 2-4）

表 2-4　　　　　　　　　乳腺癌危及器官及剂量限值

中文名称	英文名称	剂量限定/Gy
脊髓	Spinal Cord	$D_{max}<40$
心脏	Heart	$V_{30}\leqslant20\%$，$V_{40}\leqslant10\%$，$D_{mean}<8$
全肺	Lung	$V_{20}\leqslant15\%$，$V_5\leqslant30\%$，$D_{mean}\leqslant12$
患侧肺	Lung_L/R	$V_{20}\leqslant25\%\sim28\%$，$V_5\leqslant50\%\sim55\%$
健侧乳腺	Breast_L/R	$D_{max}<5$，$D_{mean}\leqslant1$
患侧肱骨头	Humerus_L/R	$V_{45}\leqslant5\%$

五、计划系统 CT 图像导入

图像导入规范与鼻咽癌相同。

六、剂量成形结构（DSS）勾画

（一）Skin：Shrink Margin（0.3）

在外轮廓 Skin 的目标函数中设置避让 PTV 3 mm 的剂量限制区域，用于加速靶区外的剂量跌落。如图 2-20 所示阴影范围。

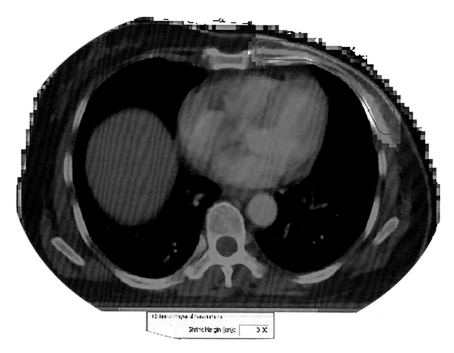

图 2-20 乳腺癌 DSS 勾画（一）

（二）Skin：Shrink Margin（1）

在外轮廓 Skin 的目标函数中设置避让 PTV 10 mm 的剂量限制区域，用于加速靶区外的剂量跌落。如图 2-21 所示阴影范围。

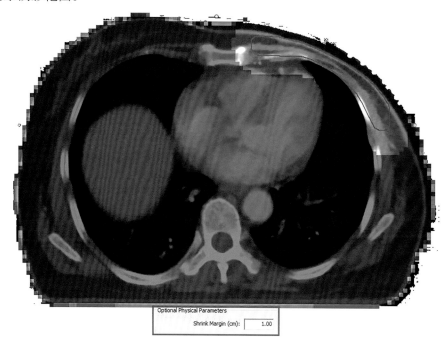

图 2-21 乳腺癌 DSS 勾画（二）

（三）Skin：Shrink Margin（2）

在外轮廓 Skin 的目标函数中设置避让 PTV 20 mm 的剂量限制区域，用于加速靶区外的剂量跌落。如图 2‑22 所示阴影范围。

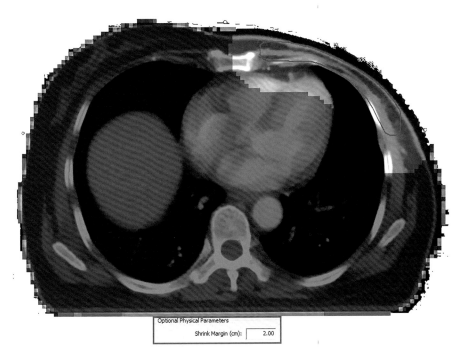

图 2‑22　乳腺癌 DSS 勾画（三）

七、计划疗程、射野命名及相关参数设置

（一）计划疗程命名

首程计划命名为 1st，二程计划；命名为 2nd，三程计划；命名为 3rd，以此类推。如图 2‑23～图 2‑27 所示。

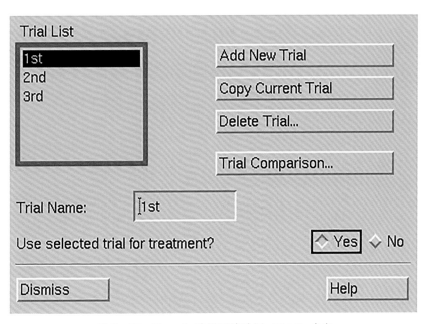

图 2‑23　Pinnacle 计划系统计划（Trial）命名

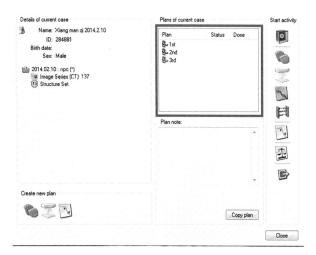

图 2 - 24　Oncentra 计划系统计划（Plan）命名

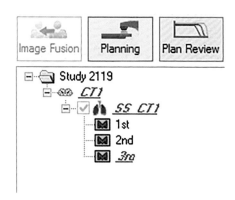

图 2 - 25　Monaco 计划系统计划（Plan）命名

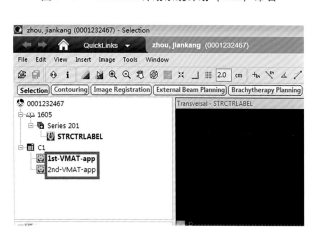

图 2 - 26　Eclipse 计划系统计划（Plan）命名

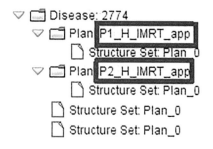

图 2 - 27　TOMO 计划系统计划（Plan）命名

（二）射野命名

首程命名为 A＋射野编号（如 A1、A2），二程命名为 B＋射野编号（如 B1、B2），三程命名为 C＋射野编号（如 C1、C2），以此类推。Monaco 计划系统的 Description 和 Field ID 保持一致。Eclipse 计划系统的 VMAT 计划，准直器要旋转角度（如 355°、5°），以减少叶片端漏射线的影响，第一个全弧射野应从 181°开始，以提升机器利用效率。如图 2 - 28～图 2 - 31 所示。

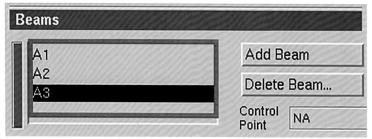

图 2 - 28　Pinnacle 计划系统射野命名

Label	#	Unit	Energy	FX (cm)	X1 (cm)	X2 (cm)	FY (cm)	Y1 (cm)	Y2 (cm)
A1	1	5746	8.00 MV	10.00	-5.00	5.00	10.00	-5.00	5.00
A2	2	5746	8.00 MV	10.00	-5.00	5.00	10.00	-5.00	5.00
A3	3	5746	8.00 MV	10.00	-5.00	5.00	10.00	-5.00	5.00

图 2 - 29　Oncentra 计划系统射野命名

Beam	Description	Field ID
1	A1	A1
2	A2	A2
3	A3	A3
4	A4	A4
5	A5	A5
6	A6	A6
7	A7	A7

图 2 – 30　Monaco 计划系统射野命名

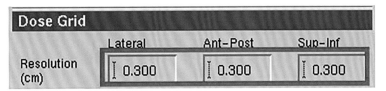

Group	Field ID	Technique	Machine/Energy	MLC	Field Weight	Scale	Gantry Rtn [deg]	Coll Rtn [deg]
☑	A 1	ARC-I	Trilogy6474 - 6X	VMAT	0.825	IEC61217	181.0 CW 179.0	5.0
☑	A 2	ARC-I	Trilogy6474 - 6X	VMAT	0.857	IEC61217	179.0 CCW 181.0	355.0
☑	A 3	ARC-I	Trilogy6474 - 6X	VMAT	0.732	IEC61217	181.0 CW 179.0	90.0

图 2 – 31　Eclipse 计划系统射野命名

（三）参数设置

1. Pinnacle 计划系统

（1）计算网格设置为 0.3 cm×0.3 cm×0.3 cm，如图 2 – 32 所示。

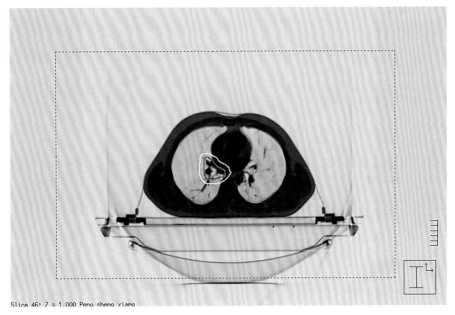

图 2 – 32　Pinnacle 计划系统参数设置（一）

（2）计算范围包括整个需要计算的范围，如图 2 – 33 所示。

图 2 – 33　Pinnacle 计划系统参数设置（二）

（3）算法选 Adaptive Convolve 或 CC Convolution，如图 2 - 34 所示。

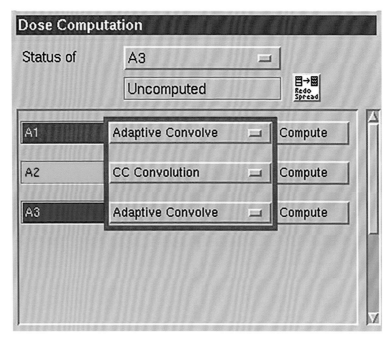

图 2 - 34　Pinnacle 计划系统参数设置（三）

（4）优化类型选 DMPO，剂量计算使用 SVD，最小子野跳数为 5MUs，如图 2 - 35 所示。

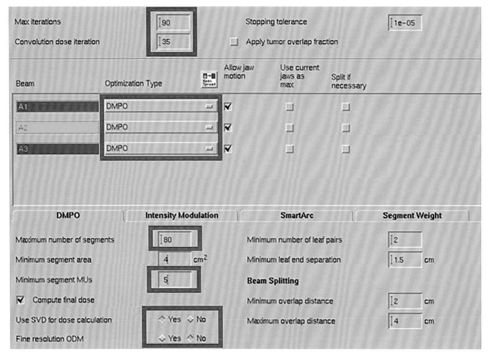

图 2 - 35　Pinnacle 计划系统参数设置（四）

2. Oncentra 计划系统

（1）优化变量设置，如图 2 - 36 所示。

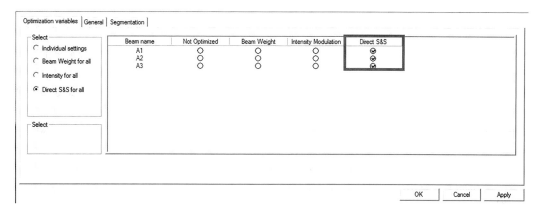

图 2 - 36　Oncentra 计划系统参数设置（一）

（2）算法选择 CC GPU，计算网格设置为 0.3 cm×0.3 cm×0.3 cm，如图 2 - 37 所示。

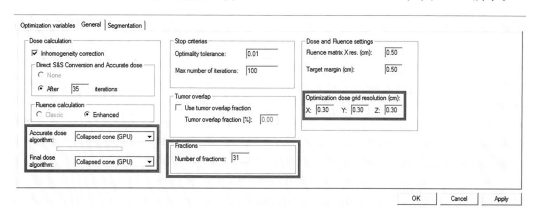

图 2 - 37　Oncentra 计划系统参数设置（二）

（3）最小子野跳数设置为 5 MUs，如图 2 - 38 所示。

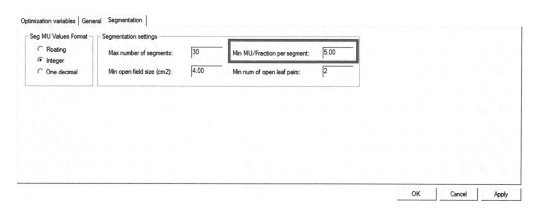

图 2 - 38　Oncentra 计划系统参数设置（三）

3. Monaco 计划系统

（1）计算网格设置为 0.3 cm，剂量计算到 Medium，如图 2 - 39 所示。

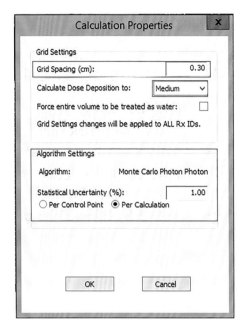

图 2‐39　Monaco 计划系统参数设置（一）

（2）计算范围包括整个需要计算的范围，如图 2‐40 所示。

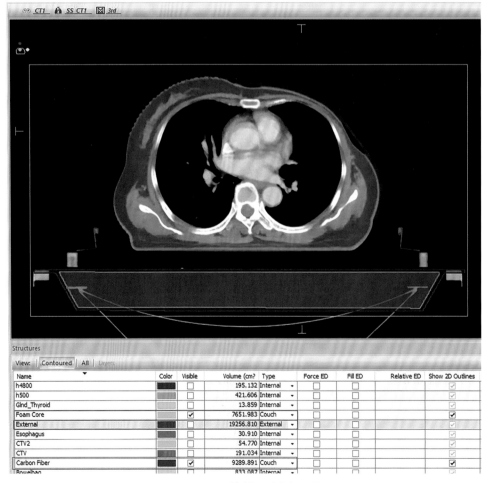

图 2‐40　Monaco 计划系统参数设置（二）

（3）算法选 Monte Carlo，如图 2-41 所示。

（4）调强参数最小子野跳数为 5 MUs，最小子野面积为 5 cm²，如图 2-42 所示。

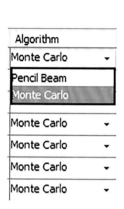

图 2-41 Monaco 计划系统参数设置（三）

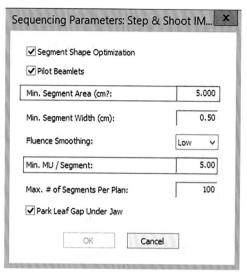

图 2-42 Monaco 计划系统参数设置（四）

4. Eclipse 计划系统

（1）处方设置，如图 2-43 所示。

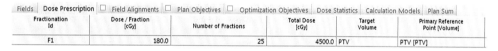

图 2-43 Eclipse 计划系统参数设置（一）

（2）体积剂量算法选 AEB 算法，点剂量默认选 AAA 算法，如图 2-44 所示。

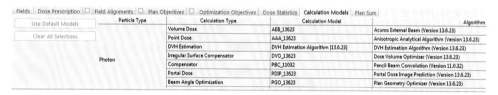

图 2-44 Eclipse 计划系统参数设置（二）

5. TOMO 计划系统 Modulation Factor 和 Pitch 的值根据计划的难易调节，如图 2-45 所示。

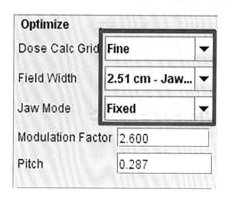

图 2-45 TOMO 计划系统参数设置

八、计划评价、确认

等剂量曲线使用冷热颜色交替。最大、最小剂量采用 D_2、D_{98} 评价。如图 2-46～图 2-50 所示。

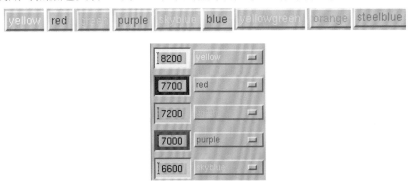

图 2-46   Pinnacle 计划系统等剂量曲线

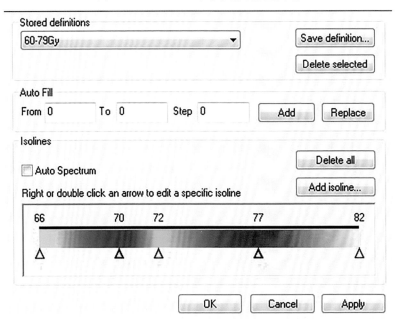

图 2-47   Oncentra 计划系统等剂量曲线

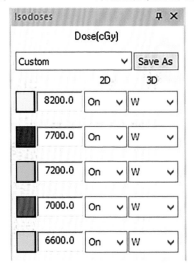

图 2-48   Monaco 计划系统等剂量曲线

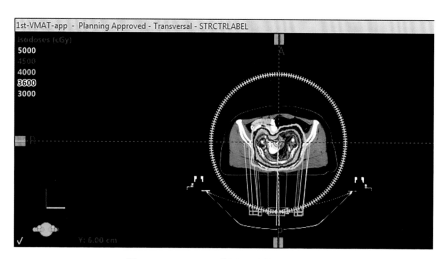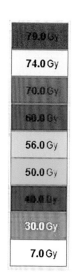

图 2‐49　Eclipse 计划系统等剂量曲线　　　　　　图 2‐50　TOMO 计划系统等剂量曲线

计划评价确认后，医生应通知物理师打印计划，并在 MIP 上确认。

九、计划打印

计划确认后，适型计划在计划名后加－CRT‐app（如 1st‐CRT‐app），静态调强计划在计划名后加－IMRT‐app（如 1st‐IMRT‐app），旋转调强计划在计划名后加－VMAT‐app（如 1st‐VMAT‐app），更名后锁定计划，Pinnacle 计划系统还需要将确认的计划（Trial）选成治疗所用的计划（Trial）（图 2‐51）。打印计划参数单（两份）、射野等中心点层面图（一份）、DVH 图（一份）、剂量分布层面图（选择 4 个合适层面，一份）。打印完毕后，需由责任物理师、医生、上级物理师在计划参数单上签字确认后，方可由交付主管医生。

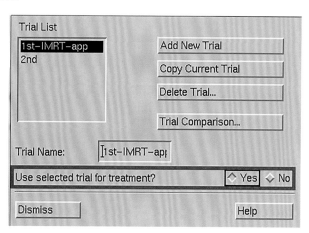

图 2‐51　Pinnacle 计划系统的计划选为治疗用 Trial

十、计划传输

计划确认、打印且由相关医生、物理师签字确认后，方可传输计划至加速器。

（一）Pinnacle 计划传输

传至加速器治疗网络，Description AE Tlitle 请选择 IMPAC＿DCM＿SCP（自定义设置），并勾选 RT Plans 和 Prescription，点 Transmit Data 之前，请再次确认要传输的 Trial 是正确的。如图 2‐52、图 2‐53 所示。

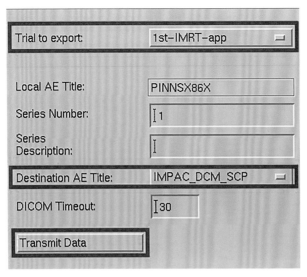

图 2 - 52　计划传输（一）

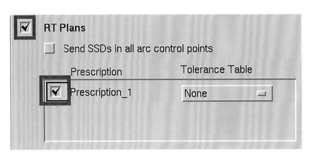

图 2 - 53　计划传输（二）

（二）Oncentra 计划传输

传至加速器治疗网络，如图 2 - 54 所示。

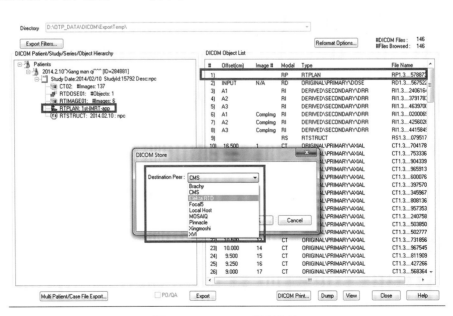

图 2 - 54　Oncentra 计划传输

（三）Monaco 治疗计划执行文件传输

传至加速器治疗网络，选中 Total Plan，默认勾选处方 Rx，传至 Mosaiq。如图 2 - 55 所示。

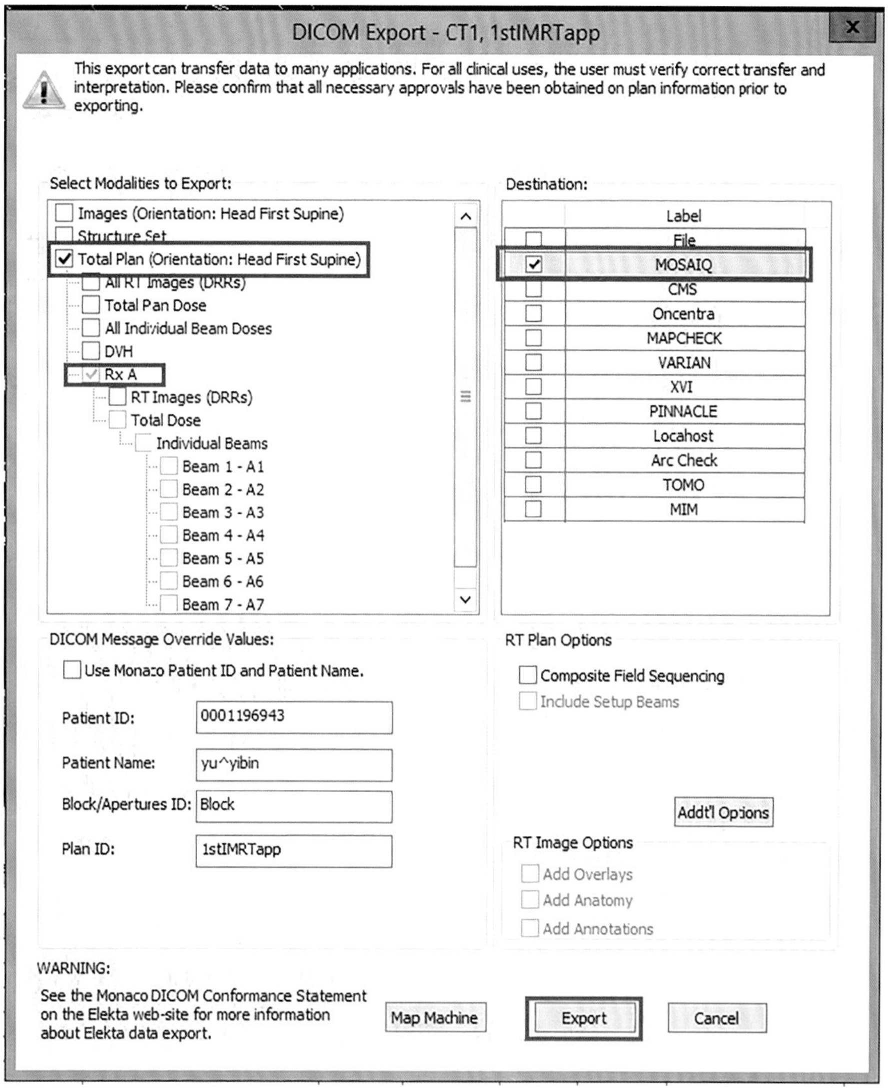

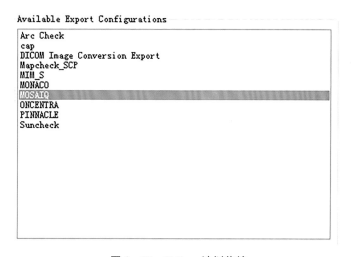

图 2-55　Monaco 计划传输

（四）Eclipse 计划传输

传至加速器治疗网络，如图 2-56 所示。

图 2-56　Eclipse 计划传输

（五）TOMO 计划传输

传至加速器治疗网络，如图 2-57 所示。

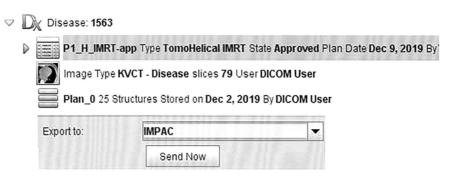

图 2-57　TOMO 计划传输

〔倪千喜　谭剑锋　蔡奕龙〕

第三章　肿瘤的立体定向放射治疗

一、立体定向放射治疗的定义

SBRT 技术是立体定向放射手术（stereotactic radiosurgery，SRS）的拓展。SRS 这个概念在 1951 年由瑞典神经外科学家 Lars Leksell 首次提出，即用多个三维设计的小照射野单次大剂量定向照射体内的病灶，它的原理类似于利用放大镜将光线集中在一点，产生能量聚集达到对小病灶的毁损。这项技术另外一个优点是对周围正常组织受量小，起到类似手术的作用。人们熟知的 X 刀、γ 刀，是能实现这一技术的早期装置。SBRT 是用于体部肿瘤的 SRT 技术，它是用高能射线这把无形的刀来"切除"肿瘤。

二、早期非小细胞肺癌立体定向放射治疗 2017ASTRO、ASCO 指南解读

（一）简介

1. 近期 ASTRO 建立了专门任务小组，对于立体放射治疗（SBRT）在非小细胞肺癌（NSCLC）中应用的四大关键问题进行文献系统回顾，并将汇总的临床证据及结果在小组间进行讨论和投票形成该指南，于 2017 年 6 月 12 日发表在 *Practical Radiation Oncology* 上。同年，美国密歇根大学 Bryan J. Schneider 等代表美国临床肿瘤学会（ASCO）发表声明认可了美国放射肿瘤学学会（ASTRO）提出的关于立体定向放射（SBRT）治疗早期非小细胞肺癌的循证指南（*J Clin Oncol*，2017 年 11 月 6 日在线版）。ASCO 有相关政策和一系列流程来于认可和采用该临床指南。ASCO 表示，ASTRO 提出的关于 SBRT 治疗早期非小细胞肺癌的循证指南已通过方法学家的审核，ASCO 中的一个专家团已更新文献搜索，审核了指南的内容和建议。ASCO 的专家团确定了 ASTRO 在 2017 年发布的指南建议是明确的、全面的、是基于最新科学证据之上的。ASCO 的声明和细微调整已加入 ASTRO 指南，以便于其更适用于广大 ASCO 用户。

2. 相关定义

（1）推荐强度分类：分为"强"和"条件限定"。

1）"强"推荐级别表明任务组成员确定推荐干预措施的受益，明确权衡了坏处（对于不推荐的干预措施），反之亦然。

2）"条件限定"说明该推荐的风险和获益尚存在争议，根据现有的最大限度的循证医学证据做出选择时，大多数小组成员会推荐这一观点，专家临床决策的非循证医学证据分享占有很大比重。

（2）证据质量：临床证据质量分为高、中、低 3 档。

1）高：小组成员非常确定真实效果与证据估计的效果十分接近。

2）中：我们比较确定证据估计的效果与临床实践效果接近，但是有较小的可能性与真实世界不符。

3）低：我们对于证据对临床实践的估计作用信心不足。真实世界有部分可能与证据的预估效果不符。

（二）关键问题及观点（表 3-1～表 3-4）

表 3-1   对于 T_1～T_2，N0 的可手术的 NSCLC 患者来说 SBRT 何时应用

观　点	推荐强度	证据质量	共识度/%
任何可手术的 I 期 NSCLC 患者行 SBRT 治疗均必须经过包括外科医生在内的 MDT 团队评估后作出决定，以排除学科偏倚。	强	中	100
对于具有标准手术风险（手术中死亡率<1.5%）的 I 期 NSCLC 患者来说，不推荐 SBRT 作为手术的替代方案，除非是临床试验需要。推荐对应用 SBRT 进行讨论，但是现今仍缺乏 SBRT 治疗后 3 年以上的远期生存数据。对于这部分患者来说，在治疗期间纵隔淋巴结切除仍然为推荐治疗，尽管在一些案例中，叶内切除可能为选择的治疗方案。	强	高	94
对于"高手术风险"（即不能够耐受手术，但是可以进行叶内切除）的 I 期 NSCLC 来说，鼓励推荐 SBRT 作为手术的替代方案。患者应该对 SBRT 减小了治疗相关风险，但是 3 年后的结果尚不明确这两个事实均知情。	条件限定	中	94

表 3-2   对于不能手术的 T_1～T_2，N0 NSCLC 患者来说 SBRT 何时应用

观　点	推荐强度	证据质量	共识度/%
SBRT 治疗中心型肺癌与周围型肺癌相比，存在特异的、有显著的风险。应避免行 3 次分割方案的 SBRT 治疗。	强	高	94
中心型肺癌的 SBRT 治疗，应该选择 4～5 次分割方案。照射体积和最大剂量限制应该尽可能最优化，以求较高的安全性。中心型肺癌的 SBRT 治疗可能带来太大的风险，可以考虑行 6～15 次的大分割治疗代替 SBRT。	条件限定	中	94
SBRT 对于肿瘤直径>5 cm 的患者是可以接受的治疗选择。照射体积和最大剂量限制应该根据安全性的考虑进行最优化。	条件限定	低	89
任何可能的时候，在行 SBRT 治疗前建议患者获得肺部恶性结节的组织学诊断。	强	高	100
对于拒绝行活检或活检风险太大的患者来说，也可以行 SBRT 治疗。但是在治疗前应开展包含影像科医生在内的，根据患者的肿瘤、患者状态、环境因素等因素进行的 MDT 讨论，达成患者病灶无论从临床还是影像学提示均为恶性可能很大的共识。	强	中	100
多原发肺恶性肿瘤（MPLC）与多发肺转移等的鉴别诊断比较困难，应该进行 MDT 讨论进行评估。	强	中	100
PET/CT 和脑 MRI 可以帮助诊断多发转移灶和 MPLC。每个患者也应进行浸润性纵隔淋巴结的讨论。	强	中	100
对于同时的 MPLC 来说，可以考虑应用 SBRT 治疗。相比单发肿瘤的治疗，多发肿瘤的 SBRT 治疗的局部控制率和毒性与之相仿，但是总生存（OS）数据要差。	条件限定	低	94
SBRT 对于异时 MPLC 来说，推荐 SBRT 作为标准治疗方案。相比于单发肿瘤，其局部控制率、毒性和 OS 均相仿。	强	中	94

涵盖范围：①中心型肺癌；②肿瘤直径>5 cm；③缺乏病理支持；④同时多个原发肿瘤；⑤既往曾经接受过肺切除手术，现在健侧肺部罹患恶性肿瘤。

表3-3　对于早期不可手术的 NSCLC 且放射治疗也是高危患者来说如何使得治疗剂量和安全性之间的权衡最优化

观　　点	推荐强度	证据质量	共识度/%
对于临近支气管树近端的患者来说，SBRT 应该给予 4～5 次分割的方式。物理师应该严格按照剂量限量进行计划制定。	强	低	83
对于临近食管的病灶，由于之前报道过出现的严重食管毒性，物理师应该严格按照限量进行计划制定。	强	低	94
对于临近心脏和心包的病灶，SBRT 应该分 4～5 次分割给予，以减小心脏、心包大血管的毒性。照射野和最大剂量应该严格按照前瞻性试验和文献报道的剂量限制确定，以实现治疗的安全最优化。	强	低	83
对于 T_1～T_2 侵犯胸壁的患者，SBRT 是可选的治疗方案。SBRT 治疗后，1～2 度的胸壁毒性常见，通常保守治疗即能好转。对于临近胸壁的周围型肿瘤，也应该进行关于胸壁毒性的相关讨论。	强	高	94
SBRT 也可以在侵犯胸壁的 T3 患者中使用，但是对于与临近胸壁患者的疗效和毒性对比缺乏临床证据支持。	条件限定	低	88

涵盖范围：①靠近/浸润纵隔气管内膜的病灶（支气管、食管、心脏等）；②靠近/浸润胸壁的病灶。

表3-4　在不可手术的治疗后复发的 NSCLC 患者中 SBRT 的角色

观　　点	推荐强度	证据质量	共识度/%
在传统分割放疗后复发的 NSCLC，经过选择后的部分患者可以行 SBRT 进行解救治疗，研究证实其有较好的局部控制和生存数据。	条件限定	低	100
对于传统放疗后复发的 NSCLC 患者，行 SBRT 之前应对潜在的毒性表示知情（包括致死性毒性）。	强	低	100
对于既往接受传统放疗后复发的 NSCLC，应在治疗前根据循证医学证据支持的患者群、肿瘤情况、治疗因素等多方面谨慎选择患者行 SBRT 治疗。	强	低	94
对于既往接受过 SBRT 的患者来说，应在治疗前根据循证医学证据支持的患者群、肿瘤情况、治疗因素等多方面谨慎选择患者再次行 SBRT 治疗。	强	低	100
对于既往叶内切除的患者，应在治疗前根据循证医学证据支持的患者群、肿瘤情况、治疗因素等多方面谨慎选择患者行 SBRT 治疗。	强	低	94

（三）诊断和影像诊断

1. 在准备非小细胞肺癌患者根治性放疗的靶区勾画时，使用静脉碘油造影剂（除非有禁忌证）进行诊断性 CT 扫描以及诊断性全身 PDG-PET-CT 扫描是必要的影像学检查（M）。

2. 开始治疗前 3 周之内应该进行 FDG-PET-CT 扫描（R）。

3. 诊断淋巴结时，除了影像检查之外，还应该考虑做其他的检查。针对影像学淋巴结肿大（CT 显示短径≥1 cm）或者 FDG-PET-CT 显示淋巴结 DG 摄取增加的患者，如果对靶区定义有影响，建议进行活检（组织学，细胞学）（R）。

4. 根据淋巴结的位置采取适当的方法进行纵隔淋巴结活检，活检方法包括超声支气管镜（EBUS），食管超声（EUS）或纵隔镜检查。针对锁骨上淋巴结可以做超声引导下活检（O）。

5. 胸部或亚感兴趣区的诊断性 MRI 扫描为可选检查，对于有胸壁浸润肺上沟瘤或椎旁肿瘤的患者应考虑（O）。

（四）计划 CT 扫描

1. 在制定治疗计划时，治疗部位必须行 CT 扫描（M）而且应该使用静脉碘油造影剂（除非有禁忌证）来帮助勾画肿瘤原发灶（R）。计划 CT 扫描在轴向平面上应该采用通常的 512×512 像素的矩阵，层厚为 2～3 mm，纵向扫描范围至少应包括环状软骨至中腹部以确保扫全整个胸腔（M）。

2. 推荐进行呼吸相关的 4D-CT 扫描以评估呼吸运动（R），4D-CT 按照 8～10 个等间隔时相进行重建以量化呼吸运动。

3. 为了帮助制定治疗计划，可以采用多种影像重建技术（O）生成 3D 数据集以进行剂量计算，计划内容应结合患者的具体肿瘤运动。例如：最大投影密度（MIP），它适用于外周原发肿瘤并能在整个呼吸周期中显示最高密度值像素。中期通气扫描（MidV，它对应的 CT 扫描时相最接近时间加权的平均肿瘤位置；或者中间位置技术（MidP），即肿瘤以其精确的时间加权平均位置显示。可选用主动呼吸控制（ABC）系统加上视听反馈以进一步调节呼吸频率和幅度并减少 4D 数据集的重建伪影（O）。如果从 4DRT 获得了主要用于靶区和危及勾画的中期通气或中间位置的 CT 图像，则可以省略 3DCT。

（五）靶区勾画

1. 在 4DCT 每个时相肺窗上勾画 GTV。肺窗：w＝1600，L＝600；纵隔窗：w＝400，L＝20。必须在计划 CT 中进行勾画。

2. 8～10 个时相的 GTV 融合成 ITV 并移植到计划 CT 上。

3. ITV 外放 5 mm（或者根据各个治疗中心的测量数据外放）生成 PTV。

4. 危及器官的勾画参考 RTOG 0116 共识。

（六）放射治疗的处方剂量及危及器官的限量（表 3-5、表 3-6）

表 3-5   放射治疗的处方剂量

总剂量	分次数	适应证实例
25～34 Gy	1	周围型，小肿瘤（＜2 cm），特别是离胸壁＞1 cm
45～60 Gy	3	周围型且距离胸壁大＞1 cm
48～50 Gy	4	中央型或周围型＜4－5 cm，特别是距离胸壁＜1 cm
50～55 Gy	5	中央型或周围型，特别是离胸壁＜1 cm
60～70 Gy	8～10	中央型肿瘤

表 3-6   危及器官的限量（NCCN 标准）

危及器官	1 分次	3 分次	4 分次	5 分次
脊髓	14 Gy	18 Gy (6 Gy/fx)	26 Gy (6.5 Gy/fx)	30 Gy (6 Gy/fx)
食管	15.4 Gy	27 Gy (9 Gy/fx)	30 Gy (7.5 Gy/fx)	105％PTV 处方剂量
臂丛神经	17.5 Gy	24 Gy (8 Gy/fx)	27.2 Gy (6.8 Gy/fx)	32 Gy (6.4 Gy/fx)
心脏/心包	22 Gy	30 Gy (10 Gy/fx)	34 Gy (8.5 Gy/fx)	105％PTV 处方剂量

续表

危及器官	1 分次	3 分次	4 分次	5 分次
大血管	37 Gy	NS	49 Gy (12.25 Gy/fx)	105%PTV 处方剂量
气管和支气管近端	20.2 Gy	30 Gy (10 Gy/fx)	34.8 Gy (8.7 Gy/fx)	105%PTV 处方剂量
肋骨	30 Gy	30 Gy (10 Gy/fx)	40 Gy (10 Gy/fx)	NS
皮肤	26 Gy	24 Gy (8 Gy/fx)	36 Gy (9 Gy/fx)	32 Gy (6.4 Gy/fx)
胃	12.4 Gy	NS	27.2 Gy (6.8 Gy/fx)	NS

验证：每次 SBRT 之前予以 IGRT 验证，误差在允许范围内执行放射治疗。

三、脑转移瘤的立体定向放射治疗

立体定向放射治疗（SRT）具有定位精确、剂量集中、损伤相对较小等优点，能够很好地保护周围正常组织，控制局部肿瘤进展，缓解神经系统症状，且对神经认知功能影响小，已逐渐成为脑转移瘤的重要治疗手段。此外，SRT 对患者体质要求不高，并发症发生率低，可以门诊无创治疗，患者易于接受。SRT 在脑转移的治疗包括 SRS、分次立体定向放射治疗（FSRT）和大分割立体定向放射治疗（HSRT）。美国放射肿瘤学会（ASTRO）和美国神经外科医师协会（AANS）联合定义 SRS 为单次剂量或者 2~5 分次的 SRT。

（一）适应证

1. 单发或多发脑转移病灶都可以考虑接受 SRT 治疗。单发病灶直径小于 5 cm；多发病灶的数目多少主要取决于各种病灶的直径和总的靶体积。

2. 各种病理来源的脑转移瘤。放射敏感的如小细胞肺癌全脑放疗后残存或复发也可采用 SRT 治疗。放射抵抗的如恶性黑色素瘤可直接采用 SRT。

3. 无论是初发转移瘤还是复发病灶，或新出现的病灶。

4. 发生在颅内不同部位的转移瘤。大脑或小脑，功能区或非功能区等都可经调整 SRT 治疗剂量和总剂量达到有效控制或姑息减症的目的。

5. 既往因脑转移瘤接受过全脑放疗，化疗，脑部手术的患者，都可考虑接受 SRT 治疗。

6. 由于脑转移瘤位于功能区所致一般情况差、运动障碍的患者，作为减症治疗可先行 SRT 治疗。

7. 肺癌脑转移 SRT/FSRT 治疗的主要适应证：①单发直径 4~5 cm 以下的转移瘤（小细胞肺癌除外）的初程治疗；②≤4 个转移灶的初程治疗；③WBRT 失败后的挽救治疗；④颅内转移灶切除术后的辅助治疗；⑤既往接受 SRS 治疗的患者疗效持续时间超过 6 个月，且影像学认为肿瘤复发而不是坏死，可再次考虑 SRS；⑥局限的脑膜转移灶 WBRT 基础上的局部加量治疗。对于 1~4 个病灶的脑转移瘤，单纯 SRT 比单纯 WBRT 具有生存优势，且能更好地保留认知功能。

（二）禁忌证

1. 颅高压未得到有效控制的不能接受 SRT 治疗，否则可能加重症状危及生命。

2. 脑转移瘤内有活动性或较新鲜出血者近期不宜接受 SRT 治疗。

3. 对难以按 SRT 治疗体位和时间接受治疗的患者，不能行 SRT 治疗。如患者不能平卧、一般情况太差、预计生存期小于 3 个月等都是 SRT 禁忌证。

（三）SRT 靶区勾画及处方剂量

主要根据磁共振 T1 增强像在 CT 定位图像上确定 GTV，推荐应用磁共振、CT 融合技术勾画靶区。一般采用 GTV 边界外放 1～2 定位 PTV。对参考剂量线和边缘剂量的确定，X 刀、射波刀与 γ 刀有较大区别。X 刀多数以 80%～90% 等剂量线涵盖靶区。容积旋转调强（VMAT）和螺旋断层治疗（helical TOMO）各自有不同的剂量分布特点，但都可用作大分割放疗。

脑转移瘤的剂量分割模式主要取决于治疗方式、计划剂量线分布及其他相关因素。2018 年 NCCN推荐脑转移 SRS 的最大边缘剂量为 15～24 Gy，并根据肿瘤体积调整。对于大体积的脑转移病灶，单次的 SRS 难以达到良好的局部控制，且治疗毒性明显提高，因此建议采用 FSRT。转移瘤体积越大，单次剂量应越小，但总剂量应高。例如对于大体积的肺癌脑转移病灶（通常为＞3 cm），FSRT 的单次剂量建议 3.5～4 Gy，总剂量 52.5～60 Gy。必要时可采取分段治疗，给予总剂量（40～52）Gy/（10～11）次后，休息 1～2 个月，待肿瘤缩小后，选择较小的准直器，适当推量，能获得较好的控制结果，有条件可采用替莫唑胺同步化学治疗。

〔王　晖　韩亚骞　刘　峰　肖　琴〕

第四章　鼻咽癌

一、分期（表 4-1）

表 4-1　　　　　　　　　　　　鼻咽癌 AJCC（第 8 版）分期

Tx　原发肿瘤无法评估
T0　未发现肿瘤，但 EBV 阳性且有颈转移淋巴结
T1　局限于鼻咽、口咽、鼻腔
T2　咽旁间隙侵犯、临近软组织侵犯（翼内肌、翼外肌、椎前肌）
T3　累及颅底骨质、颈椎、翼状结构、鼻旁窦
T4　颅内、颅神经、下咽、腮腺、翼外肌外缘以外的广泛软组织

Nx　无法评估区域淋巴结
N0　无区域淋巴结转移
N1　咽后淋巴结（不论侧数）
　　颈部：单侧≤6 cm，环状软骨尾侧缘以上
N2　颈部：双侧≤6 cm，环状软骨尾侧缘以上
N3　颈部：>6 cm 或环状软骨尾侧缘以下

0 期　TisN0M0
Ⅰ期　T1N0M0
Ⅱ期　T2N0M0　T0～2N1M0
Ⅲ期　T3N0～2M0　T0～3N2M0
ⅣA 期　T4N0～3M0　T0～4N3M0
ⅣB 期　任何 M1

二、放射治疗

（一）适应证

根据 2019 年 NCCN 指南，对无远处转移（M0）的鼻咽癌患者，T1N0M0 期行根治性放射治疗，T1N1～3 及 T2～T4N0～3 期可选择同步放化疗＋辅助化学治疗，诱导化学治疗＋同步放化疗，同期放化疗。对已有远处转移的患者（T1～4N0～3M1）可选择：①铂类为基础的联合化学治疗，之后根据具体情况选择放射治疗，同期放化疗或观察；②同步放化疗；③对选择性寡转移患者，可选择放射治疗或手术。

（二）靶区勾画及处方剂量

1. 靶区勾画

（1）GTV 为影像学、内镜检查等显示肿瘤病变范围，包括 GTVnx 及 GTVnd、GTVrpn。GTVnx：影像学及临床检查所见的原发肿瘤部位及其侵犯范围。

（2）PGTVnx/CTVp：GTVnx 外扩 5 mm＋相应鼻咽腔黏膜及黏膜下 5 mm。

（3）CTV1：包括 GTVnx＋GTVrpn 外扩 10 mm（外放范围根据临床和解剖结构特殊可适当调整）＋相应鼻咽腔黏膜及黏膜下 5 mm。

（4）CTV2：涵盖 CTV1，同时根据肿瘤侵犯位置和范围适当考虑包括鼻腔后部、上颌窦后部、翼腭

窝、部分后组筛窦、咽旁间隙、颅底、部分颈椎和斜坡及颈部Ⅱ、Ⅲ、Ⅴa区［主要根据鼻咽解剖及肿瘤的生物学行为确定相应的 CTV2，具体解剖界限与范围参照如下。前界：鼻腔后部及上颌窦后壁前 5 mm；后界：前 1/3 椎体和斜坡；上界：部分后组筛窦，颅底区（蝶窦底壁、破裂孔和卵圆孔）；下界：环状软骨下缘；侧界：包括翼突区、咽旁间隙，颅底层面包括卵圆孔外侧缘。CTV2 自舌骨大脚水平分开勾画，或在原发肿瘤下方 1.0～2.0 cm 处分开，不包括该处以下的口咽黏膜，但最高不高于颈 1 下缘水平。

（5）CTV3：颈部预防照射区。自环状软骨下缘开始包括Ⅳ，Ⅴb 区。

2. 处方剂量（表 4-2）

表 4-2　　　　　　　　　　　　　　　　鼻咽癌放射治疗处方剂量

	T1～2	T3～4
GTVnx（boost 加量）	2.25×32f＝72 或 2.30×32f＝73.60 Gy	2.3×32f＝73.6 或 2.25×33f＝74.25 Gy
PGTVnx/CTVp	2.2×32f＝70.4	2.2×32f＝70.4 或 2.13×33f＝70.29 Gy
PGTVrpn	2.3×32f＝73.6	2.3×32f＝73.6 或 2.13×33f＝70.29 Gy
PGTVnd	2.2×32f＝70.4 或 2.18×32f＝69.76 Gy	2.2×32f＝70.4 或 2.12×33f＝69.96 Gy
PCTV1	2.0×32f＝64	2.0×32f＝64
PCTV2	1.8×32f＝57.6 或 1.88×32f＝60.16 Gy	1.8×32f＝57.6 或 1.85×33f＝61.06 Gy
PCTV3	1.8×28f＝50.4 或 1.75×32f＝56.00 Gy	1.8×28f＝50.4 或 1.70×33＝56.10 Gy

注：

（1）靶区命名及勾画按照 2010 专家共识执行。

（2）T1～T2 咽后 LN 短径超过 5 mm 单独勾画给量。

（3）放射治疗中至 50 Gy（23f）复查 MRI，MRI 显示鼻咽肿瘤明显消退或者 CR 时按原计划丢掉下颈靶区继续放疗。MRI 显示鼻咽肿瘤消退欠佳时，26～32 次（6f）改计划予以 2.35 单次量继续照射。

（三）危及器官限量（表 4-3）

表 4-3　　　　　　　　　　　　　　　　鼻咽癌放射治疗危及器官限量

QAR	D_{max}/cGy	Dose volume metrics	D_{mean}/cGy
脊髓（spinal cord）	＜4000	—	—
PRV 脊髓（PRVspinalcord）（+3 mm）	＜4500	—	—
脑干（Brainstem）	＜5400	—	—
PRV 脑干（PRVBrainstem）（+3 mm）	—	V60＜1%	—
眼球（eyes）	＜5000	—	—
晶体（lens）	＜500～700	—	—
视神经（optic nerve）	＜5400	—	—
视交叉（chiasm）	＜5400	—	—
颞叶（temporal lobe）	＜6000	—	—

续表

QAR	D_{max}/cGy	Dose volume metrics	D_{mean}/cGy
垂体（pituitary）	＜6000	—	—
耳蜗（cochlea）	—	V55＜5%	＜4500
颞颌关节（TM-joint）	＜7000	V60＜10%	—
腮腺（parotid）	—	V30＜50%	—
下颌骨（mandible）	＜7000	V60＜10%，V50＜30%	—
喉（larynx）	—	V40＜40%	＜4500
软腭（soft palate）	—	V40＜40%	＜4500
甲状腺（thyroid）	—	—	＜4500
气管（tracheae）	—	—	＜4500
臂丛神经（brachial plexus）	＜6600	—	—
食管（esophageal）	—	V35＜50%	—

（四）靶区勾画示例（图 4-1、图 4-2）

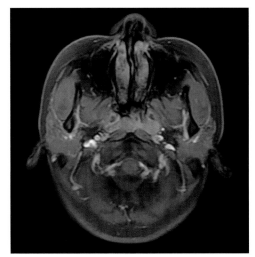 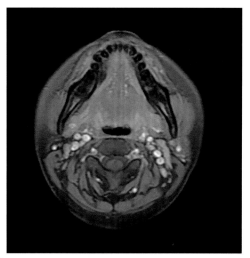

A. 诱导化学治疗前 MRI

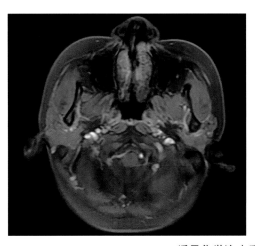 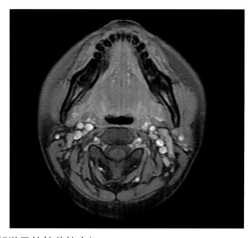

B. 诱导化学治疗后 MRI（鼻咽肿瘤及颈部淋巴结较前缩小）

图 4-1　T3/T4 鼻咽癌化学治疗前后 MRI

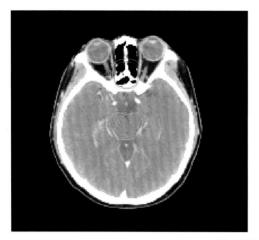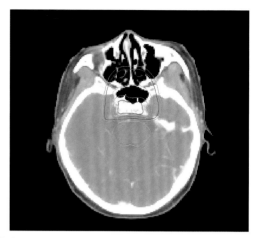

A. CTV2 最上层面，包括部分蝶窦及后筛窦、后蝶窦层面

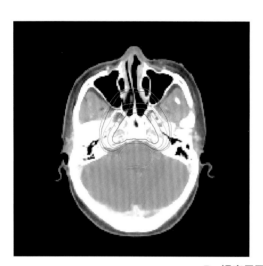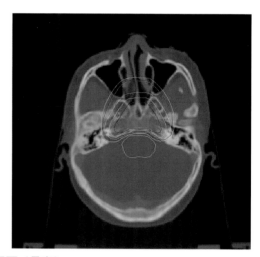

B. 颅底层面（软组织窗）、颅底层面（骨窗）

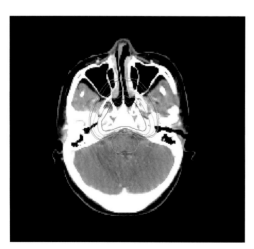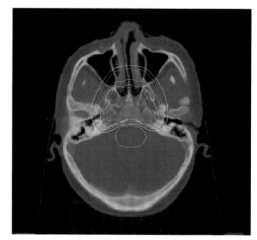

C. 破裂孔层面（软组织窗）、破裂孔层面（骨窗）

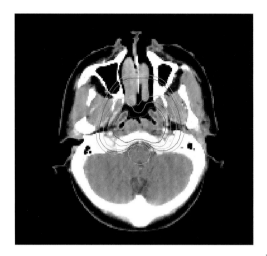

D. 鼻咽层面鼻咽层面

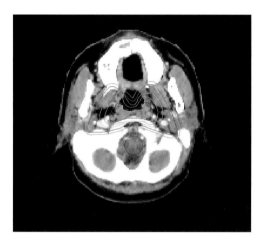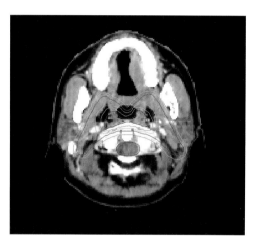

E. 枕骨大孔层面第一颈椎层面

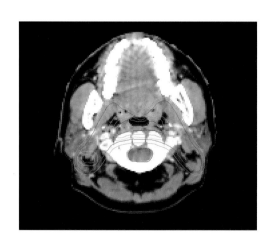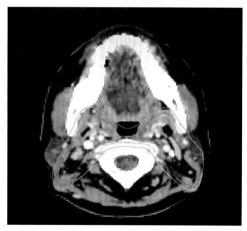

F. 第一颈椎层面、第二颈椎层面

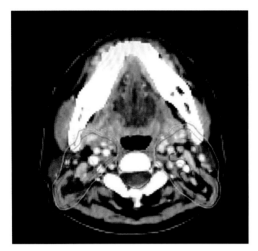
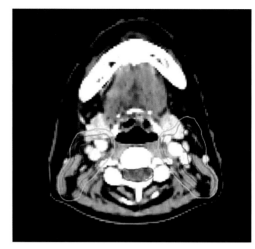

G. CTV2 分开层面舌骨层面

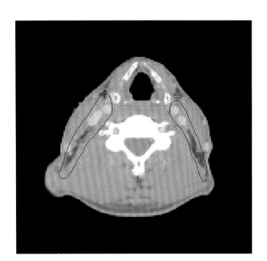
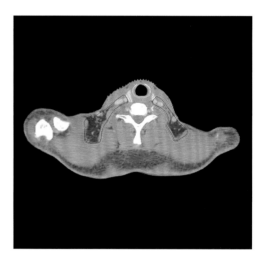

H. Ⅲ区及环状软骨下缘层面

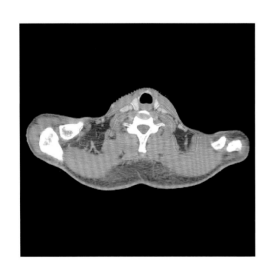
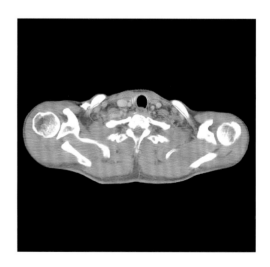

I. CTV3

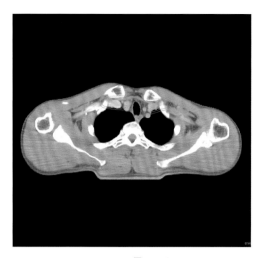

J. CTV3 最下层面
图 4－2　T3/T4 鼻咽癌靶区勾画

鼻咽癌 $T3N_2M_0$，鼻咽肿瘤侵犯鼻咽双侧壁、顶后壁、咽旁间隙、枕骨斜坡、蝶骨体、蝶窦底壁、颈部Ⅱ区转移淋巴结

〔刘　峰　叶　旭　韩亚骞　吴湘玮〕

第五章　口咽癌

一、分期

口咽癌 AJCC（第 8 版）分期（2018 年执行）如表 5-1、表 5-2 所示。

表 5-1　HPV（-）即 P16（-）口咽癌 T、N、M 分期

临床 T 分期	
Tx	原发灶无法评估
Tis	原位癌
T1	肿瘤最大径≤2 cm
T2	2 cm<肿瘤最大径≤4 cm
T3	肿瘤最大径>4 cm 或肿瘤超过会厌舌面
T4	局部中晚期或极晚期病变
T4a	中晚期局部病变
	肿瘤侵犯喉部，舌外侧肌群，翼内肌，硬腭或下颌骨
T4b	极晚期局部病变
	肿瘤侵袭翼外肌，翼板，鼻咽外侧，颅底或包绕颈动脉
临床 N 分期	
Nx	局部淋巴结无法评估
N0	局部淋巴结无转移
N1	同侧单个淋巴结转移最大径≤3 cm；无淋巴结外侵犯（ENE-）
N2	同侧单个淋巴结转移 3 cm<最大直径≤6 cm 且无淋巴结外侵犯
	同侧多个淋巴结转移≤6 cm 且无淋巴结外侵犯
	双侧或对侧多个淋巴结转移≤6 cm 且无淋巴结外侵犯
N2a	同侧单个淋巴结转移 3 cm<最大径≤6 cm 且无淋巴结外侵犯
N2b	同侧多个淋巴结转移≤6 cm 且无淋巴结外侵犯
N2c	双侧或对侧淋巴结转移≤6 cm 且无淋巴结外侵犯
N3	淋巴结转移>6 cm 且无淋巴结外侵犯
	任何临床可见的淋巴结外侵犯
N3a	淋巴结转移>6 cm 且无淋巴结外侵犯
N3b	任何临床可见的淋巴结外侵犯
病理 N 分期	
Nx	局部淋巴结无法评估
pN0	局部淋巴结无转移
pN1	同侧单个淋巴结转移最大径<3 cm；无淋巴结外侵犯
pN2	同侧单个淋巴结转移最大径<3 cm 且有淋巴结外侵犯
	同侧单个淋巴结转移 3 cm<最大径≤6 cm 且无淋巴结外侵犯
	同侧多个淋巴结转移≤6 cm 且无淋巴结外侵犯
	双侧或对侧多个淋巴结转移≤6 cm 且无淋巴结外侵犯

续表

pN2a	同侧或对侧单个淋巴结转移最大径＜3 cm且有淋巴结外侵犯 同侧单个淋巴结转移 3 cm＜最大径≤6 cm且无淋巴结外侵犯
pN2b	同侧多个淋巴结转移最大径≤6 cm且无淋巴结外侵犯
pN2c	双侧或对侧多个淋巴结转移≤6 cm且无淋巴结外侵犯
pN3	转移淋巴结最大径＞6 cm且无淋巴结外侵犯 同侧单个淋巴结转移最大直径＞3 cm且有淋巴结外侵犯 多个淋巴结结外侵犯
pN3a	转移淋巴结最大径＞6 cm且无淋巴结外侵犯
pN3b	同侧单个淋巴结转移最大直径＞3 cm且有淋巴结外侵犯 多个淋巴结结外侵犯

M 分期

M0	无远处转移
M1	有远处转移

TNM 分期

T	N	M	分期
Tis	N0	M0	0
T1	N0	M0	I
T2	N0	M0	II
T3	N0	M0	III
T1，T2，T3	N1	M0	III
T4a	N0，1	M0	IVA
T1，T2，T3，T4a	N2	M0	IVA
Any T	N3	M0	IVB
T4b	Any N	M0	IVB
Any T	Any N	M1	IVC

表 5-2　　　　　　　　　　　**HPV（＋）即 P16（＋）口咽癌 T、N、M 分期**

临床 T 分期

T0	无原发肿瘤存在证据
T1	肿瘤最大径≤2 cm
T2	2 cm＜肿瘤最大径≤4 cm
T3	肿瘤最大径＞4 cm或者侵犯至会厌舌面
T4	局部中晚期病变 肿瘤侵及喉部，舌外侧肌群，翼内肌，硬腭或下颌骨及其外侧

临床 N 分期

Nx	区域淋巴结无法评估
N0	无区域淋巴结转移
N1	同侧单个或多个淋巴结转移，最大径≤6 cm
N2	对侧或双侧淋巴结转移，最大径≤6 cm
N3	淋巴结转移最大径＞6 cm

续表

病理 N 分期	
Nx	局部淋巴结无法评估
pN0	局部淋巴结无转移
pN1	淋巴结转移数目≤4
pN2	淋巴结转移数目>4

M 分期	
M0	无远处转移
M1	有远处转移

临床 TNM 分期

T	N	M	分期
T0，T1，T2	N0，N1	M0	Ⅰ
T0，T1，T2	N2	M0	Ⅱ
T3	N0，N1，N2	M0	Ⅱ
T0，T1，T2，T3	N3	M0	Ⅲ
T4	N0，N1，N2，N3	M0	Ⅲ
Any T	Any N	M1	Ⅳ

病理 TNM 分期

T	N	M	分期
T0，T1，T2	N0，N1	M0	Ⅰ
T0，T1，T2	N2	M0	Ⅱ
T3，T4	N0，N1	M0	Ⅱ
T3，T4	N2	M0	Ⅲ
Any T	Any N	M1	Ⅳ

二、放射治疗

（一）适应证

在考虑局部控制的同时，还应考虑尽量保留口咽部的功能，提高患者生活质量。

1. 早期口咽癌（T1～2N0～1病变）　单纯性根治性放射治疗和手术均可，基于器官功能保全原则，更倾向于首选放射治疗。如根治性放射治疗后有残存，可行挽救手术。T2N1的患者可首选同步放化疗。若选择手术治疗，则术后有不良预后因素，应术后放射治疗或同步放化疗。

2. 晚期口咽癌（T3～4N0～3病变）　放射治疗与手术的综合治疗是局部晚期口咽癌的标准治疗手段，首选同步放化疗。

（1）T3～4aN0～1患者：首选同步放化疗，完全缓解者，随诊；有肿瘤残存者，挽救手术。若选择手术治疗，则术后有不良预后因素，应术后放射治疗或同步放化疗。

（2）T1～4bN2～3患者：首选同步放化疗，原发灶完全缓解，颈部淋巴结残存者行颈清扫；颈部淋巴结临床完全缓解者，4～8周后再评价，淋巴结阴性随诊，阳性颈部手术治疗。同步放化疗后，原发灶残存者，行原发灶手术，颈部必要时行清扫术。若选择手术治疗，则术后根据有无不良预后因素，给予术后放射治疗或同步放化疗。

注：术后预后不良因素包括淋巴结外受侵，切缘阳性，病理T3或T4，N2或N3，Ⅳ区或Ⅴ区淋巴结转移，外周神经受侵，血管瘤栓，血管淋巴管受侵。

（二）靶区勾画及处方剂量

1. 靶区勾画原则及注意事项 GTV 为临床体格检查（不能忽视视诊和触诊）、影像学、内镜检查显示肿瘤病变范围，包括 GTVp（原发肿瘤）及 GTVn（转移淋巴结）。临床靶区 CTV 分为 CTV1（高危临床靶区）和 CTV2（低危临床靶区或称预防照射区），其中 CTV1 覆盖原发肿瘤和阳性淋巴结及周围部分范围（本勾画原则对于 P16（－）P16（＋）均适用）。

2. 靶区设定及剂量建议（表 5-3）

表 5-3 口咽癌靶区设定及剂量建议

靶区命名	定义和描述	推荐剂量
GTV（GTVp + GTVn）_7000	GTVp：原发病灶大体肿瘤靶区，参考影像学和体格检查及内镜进行综合考虑 GTVn：淋巴结大体肿瘤靶区 横断面图像上淋巴结最大横断面的最小径≥10 mm IB 及颈静脉二腹肌淋巴结：≥11 mm 中央坏死，或环形强化 成簇存在：≥3 个 淋巴结包膜外侵犯 咽后淋巴结：最大横断面的最小径≥5 mm 形状：长/短径≤2	7000 cGy/33 次
CTVp_7000	当肿瘤与周围正常组织边界不明确时，可以在 GTVp 的基础上外扩 5 mm，并注意在骨质、空腔、肌肉、皮肤等处适当修正。	7000 cGy/33 次
CTV1_6000	包括原发灶临床高危靶区（GTVp_7000 外扩 1～1.5 cm）和高危淋巴引流区；根据肿瘤所在的不同部位，还应包括以下区域，具体如下： 扁桃体癌：根据 T 分期的大小酌情包括原发肿瘤（至少 GTV 周围 1 cm，除外解剖屏障）、咽旁间隙、部分翼内肌、舌扁桃体窝或临近舌根、舌体甚至硬腭；淋巴引流区应包括阳性淋巴结所在区域及邻近上下各一个淋巴引流区、双侧咽后淋巴引流区及对侧Ⅱ、Ⅲ区 舌根癌：包括全部舌根，根据 T 分期的大小可酌情包括舌骨舌肌、咽旁间隙、舌骨甚至舌体或声门上喉结构；局限于一侧的原发肿瘤，应包括舌腭弓和舌根黏膜外至少 1 cm 的范围；若侵犯了会厌谷，包括会厌前间隙；对于局部进展期的原发灶，应再向前外扩 1～1.5 cm；淋巴引流区应包括阳性淋巴结所在区域及邻近上下各一个淋巴引流区、双侧咽后淋巴引流区及对侧Ⅱ、Ⅲ区 软腭癌：根据 T 分期的大小可酌情包括整个软腭，可能延伸至扁桃体窝及硬腭、磨牙后三角前缘、咽外侧壁、咽旁间隙，甚至鼻咽及鼻腔；淋巴引流区应包括阳性淋巴结所在区域及邻近上下各一个淋巴引流区、双侧咽后淋巴引流区及对侧Ⅱ、Ⅲ区 咽后（侧）壁癌：根据 T 分期的大小可酌情包括咽缩肌、咽后间隙，甚至穿过椎前筋膜、颈长肌、头长肌，需包括部分椎体；淋巴引流区应包括阳性淋巴结所在区域及邻近上下各一个淋巴引流区、双侧咽后淋巴引流区及对侧Ⅱ、Ⅲ区	6000 cGy/33 次
CTV2_5400	低危淋巴引流区域，具体范围如下： 无淋巴结转移：双侧咽后、双侧Ⅱ、Ⅲ、Ⅳ区 单侧颈部淋巴结转移：患侧 IB、对侧Ⅳ区及双侧Ⅴ区 双侧颈部淋巴结转移：除了阳性淋巴结所在区域及邻近上下各一个淋巴引流区以外的淋巴引流区	5400 cGy/33 次

注：

（1）PTV 根据各家医院经验及固定方法、结合实时验证，分别在 GTV（GTVp+GTVn）、CTV1、CTV2 的基础上外扩 3～5 mm 形成 PGTV（PGTVp+PGTVn）、PTV1、PTV2。

（2）术前放射治疗 GTVp 放疗至 50 Gy 时评价疗效，无退缩则行挽救性手术；退缩达 PR 则继续完成放射治疗。

（三）危及器官限量（表5-4）

表5-4　　　　　　　　　　　　口咽癌放射治疗危及器官限量

危及器官命名	D$_{max}$	Dose volume metrics	D$_{mean}$
脊髓（spinal cord）	＜4000		
PR 脊髓（PRVspinalcord）（＋3 mm）	＜4500		
脑干（Brainstem）	＜5400		
颞叶（temporal lobe）	＜5400		
眼球（eyes）	＜5000		
晶体（lens）	＜500～700		
视交叉（chiasm）	＜5000		
视神经	＜5000		
腮腺		V30＜50％	
下颌骨		V50＜30％	
甲状腺			＜4200

注：可酌情保护喉结构。

（四）靶区勾画病例

现以扁桃体癌单纯根治性放射治疗为例说明如下。

男性，59岁，因"吞咽异物感1个月，发现扁桃体肿块25天"入院。入院后完善相关检查。病理学检查：（右侧扁桃体活检）浅表鳞癌变上皮，PET-CT示右侧扁桃体体积增大，PET于相应部位见异常放射性浓聚影，符合扁桃体癌。MRI：右侧扁桃体区肿块考虑扁桃体癌，颈双侧淋巴结肿大，请结合临床。体格检查：右侧扁桃体可见大小约2.5 cm×1 cm×2 cm的菜花样肿块，触之较韧，颈双侧稍饱满。临床分期 CT2N2M0Ⅳa 期浅表鳞癌。

治疗方案：同步放化疗。

放射治疗技术：放射治疗采用同步加量 VMAT 技术。

GTV（GTVp 和 GTVn）包括内镜检查及影像学检查显示的肿瘤范围，GTVp 69.96 Gy/33 次；GTVn 69.96 Gy/33 次；因颈双侧淋巴结肿大，故 CTV1 包括右侧咽旁间隙、咽后间隙，并包括双侧Ⅱ、Ⅲ区及咽后淋巴引流区，以及右侧Ⅰb区，PTV1 60.06 Gy/33 次；CTV2 包括双侧Ⅳ区、病变侧的Ⅴa区，PTV2 54.12 Gy/33 次（图5-1）。

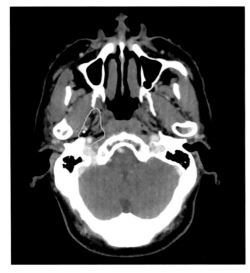

A. CTV1 上界包括病变侧颈内静脉出颅水平的Ⅱ区

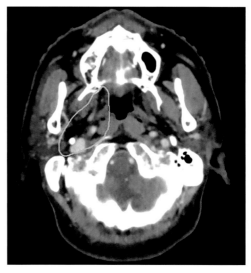

B. CTV1 包括病变侧口咽侧壁及Ⅱ区

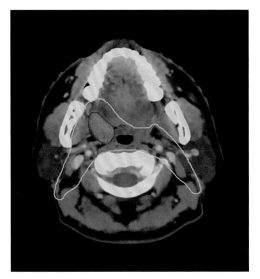

C. CTV1 包括瘤体、舌根、口咽侧壁、后壁
以及双侧Ⅱ区

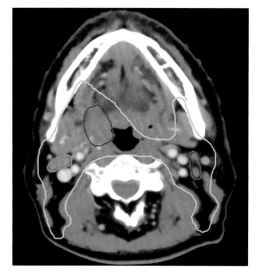

D. CTV1 包括瘤体、舌根、口咽侧壁、后壁
以及双侧Ⅱ、Ⅲ区、双侧Ⅰb区及Ⅴa区

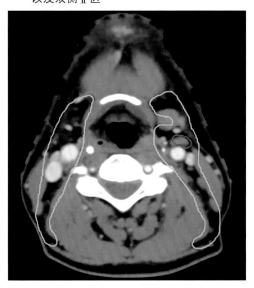

E. 舌骨下缘水平

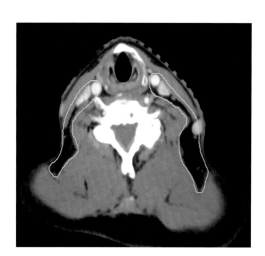

F. 甲状软骨下缘水平

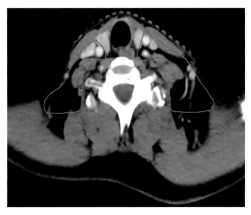

G. CTV2 包括双侧Ⅳ区、Ⅴb区

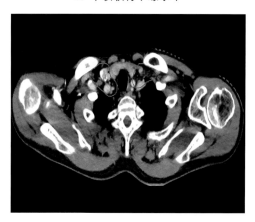

H. 锁骨上缘水平

图 5-1　扁桃体癌单纯根治性调强放疗靶区示例

〔姜翠红　赵　祺　肖　帅　吴湘玮〕

第六章　下咽癌

一、分期（表 6 - 1）

表 6 - 1　　　　　　　　　　　下咽癌 AJCC（第 8 版）分期（2018 年执行）

Tx	原发灶无法评估
Tis	原位癌
T1	肿瘤局限于下咽的一个亚区，并且最大直径≤2 cm
T2	肿瘤侵犯一个以上的亚区或临近结构，肿瘤最大直径>2m 但≤4 cm，不伴半喉固定
T3	肿瘤最大直径>4 cm，或伴有半喉固定，或侵犯食管
T4a	中晚期局部病变 肿瘤侵犯下列结构：甲状/环状软骨、舌骨、甲状腺腺体、软组织中心部分
T4b	极晚期局部病变 肿瘤侵犯椎前筋膜、包绕颈动脉，或侵犯纵隔结构
Nx	区域淋巴结无法评估
N0	无区域淋巴结无转移
N1	同侧单个转移淋巴结转移，最大直径<3 cm，ENE（－）
N2a	同侧或对侧单个转移淋巴结转移，最大直径≤3 cm，ENE（＋） 同侧单个淋巴结转移 3 cm<最大直径≤6 cm，ENE（＋）
N2b	同侧多个淋巴结转移，最大直径≤6 cm，ENE（－）
N2c	双侧或对侧淋巴结转移，最大直径≤6 cm，ENE（－）
N3a	淋巴结转移>6 cm，ENE（－）
N3b	同侧单个淋巴结转移，最大直径>3 cm，ENE（＋） 同侧多个、对侧或双侧单个转移淋巴结转移，ENE（＋）
M0	无远处转移
M1	有远处转移

0 期	Tis	N0	M0
Ⅰ期	T1	N0	M0
Ⅱ期	T2	N0	M0
Ⅲ期	T3	N0	M0；T1～3 N1 M0
ⅣA 期	T4a	N0，1	M0；T1～4a N2 M0
ⅣB 期	T4b	任何 N	M0；任何 T N3 M0
ⅣC 期	任何 T	任何 N	M1

二、放射治疗

（一）适应证

既要最大可能提高肿瘤的局部区域控制率，又要尽量降低治疗对器官功能损害。早期下咽癌应该首选放射治疗。晚期病变采用"放射治疗＋化学治疗＋手术"的综合治疗模式。

1. 单纯放射治疗 T1、T2N0 病变，尤其是肿物呈外生性生长的可首选根治性放射治疗。病理类型为低分化癌或未分化癌者，不论病期早晚，均应首选放射治疗。如放射治疗后有残存，可行手术切除。

2. 术前放射治疗 可以手术的 T3，T4，N0～1 的患者作计划性的术前放射治疗或术前同步化放疗。对放射治疗反应好，照射 50 Gy 时肿瘤完全消退（临床及影像学评价），可采用根治性放射治疗和/或同步化放疗，手术作为挽救治疗手段。

3. 术后放射治疗 首先采用手术治疗的患者，术后有以下高危因素，即手术切缘不够（通常小于 5 mm 为标准），切缘不净、肿瘤明显残存、淋巴结直径＞3 cm，或者多个淋巴结转移，或颈清扫术后提示广泛的淋巴结转移、淋巴结包膜外受侵、周围神经受侵者，均应行术后放射治疗或者术后同步化放疗。

4. 姑息性放射治疗 ①一般情况差、局部晚期、不能手术者或拒绝手术者可行姑息性放射治疗；②术后、首程放射治疗后复发的患者行姑息性放射治疗。

（二）靶区定义及处方剂量（表 6-2）

GTV 为临床体格检查、影像学、内镜检查显示肿瘤病变范围，包括 GTVp（原发肿瘤）及 GTVn（转移淋巴结）。临床靶区 CTV 分为 CTV1（包括原发灶的高危区）、CTV2（中高危临床靶区）、CTV3（低危临床靶区或预防照射区）。

表 6-2　　　　　　　　　　　下咽癌放射治疗靶区设定及剂量建议

靶区/推荐剂量	定义和描述
GTV (68～70) Gy/ (30～33) 次	影像学、内镜检查显示肿瘤病变范围，包括 GTVp（原发肿瘤）及 GTVn（颈部转移淋巴结）
CTV1 (64～68) Gy/ (30～33) 次	包括 CTVp1（GTVp 外扩 5 mm）及 CTVn1（GTVn 外扩 3～5 mm），考虑解剖因素进行适当修正
CTV2 (58～60) Gy/ (30～33) 次	中高危临床靶区：GTVp 外扩 10 mm，覆盖原发肿瘤和阳性淋巴结及周围部分范围，考虑解剖因素进行适当修正 原发肿瘤：GTVp 外扩 10 mm，累及的下咽部位、下咽的黏膜及黏膜下潜在的病灶、临近的上下结构、临近的脂肪间隙全部包括在内 颈部淋巴结：GTVn 外扩 3～5 mm，包括咽后淋巴结、同侧颈部Ⅰb 区，双侧颈部Ⅱ～Ⅳ区。如为 N0，则 CTV2 上界在颈 1 上缘水平；如 N+，则 CTV2 上界到颅底水平。如下颈部无淋巴结，下界在环状软骨下缘；如下颈部有淋巴结，则 CTV1 下界需包括转移淋巴结区域及其邻近的淋巴结区域

续表

靶区/推荐剂量		定义和描述
CTV2	T1	中高危临床靶：GTVp 外扩 10 mm，覆盖原发肿瘤和阳性淋巴结及周围部分范围 梨状窝内侧壁肿瘤：包括喉旁间隙后部；环后区肿瘤：需包括杓间区和杓状软骨；咽后壁肿瘤：需包括咽后壁；梨状窝外侧壁肿瘤：需包括下咽外侧壁 CTVp2 不包括食管，除非 GTVp 临近食管交界处；CTVp1 不包括甲状软骨、环状软骨、舌骨以及咽外结构（如咽后间隙） 对于较小的和表浅的 T1 期下咽癌，可不勾画 CTVp2，只需勾画上述的 GTVp 和 CTVp1
	T2	中高危临床靶：GTVp 外扩 10 mm，覆盖原发肿瘤和阳性淋巴结及周围部分范围 外侧界：包括声门旁间隙后部和 GTVp 波及的部分甲状软骨，但不可超出软骨 内侧界：包括同侧杓状软骨和部分环状软骨，但不外放到喉中 后界：包括部分咽缩肌，但不穿过椎前筋膜外放至颈长肌或就头长肌 前界：可能需要包括部分会厌前间隙 下界：根据 GTVp 的位置不同，CTVp2 可能会外放至颈上段食管 上界：CTVp2 可以外放至口咽（eg：向后至咽后壁，外侧口咽外侧壁，向前至会厌谷） 若已报道存在广泛的黏膜下浸润，所以可考虑 GTV-P 在头脚方向 CTVp2 外放 15 mm。而不是以上提及的 10 mm
	T3	中高危临床靶：GTVp 外扩 10 mm，覆盖原发肿瘤和阳性淋巴结及周围部分范围 外侧界：包括声门旁间隙后部、GTVp 波及的部分甲状软骨（但不超出软骨，有软骨受侵时可超出软骨，但不超出带状肌）以及 GTVp 波及的部分甲状舌骨肌（更多在头侧） 内侧界：至少包括同侧杓状软骨，同侧半喉和部分环状软骨 后界：包括咽缩肌的一部分，但不穿过椎前筋膜外放至颈长肌或头长肌 前界：可能需要包括部分会厌前间隙 下界：根据 GTVp 的位置不同，CTVp2 可能会外放至颈上段食管 上界：可以外放至口咽（eg：向后至咽后壁，外侧至口咽外侧壁，向前至会厌谷） 在下咽 SCC 中，已报道存在广泛的黏膜下浸润，所以可考虑 GTVp 在头脚方向 CTVp2 外扩 15 mm。而不是以上提及的 10 mm
	T4	中高危临床靶：GTVp 外扩 10 mm，覆盖原发肿瘤和阳性淋巴结及周围部分范围 与 T3 期的肿瘤相比，T4 期肿瘤的 CTVp2 横向可以外放至喉的带状肌（胸骨甲状肌或甲状舌骨肌），甚至带状肌外的皮下组织并且进入同侧甲状腺，因此它可能与Ⅱ、Ⅲ、Ⅵb 区淋巴结水平重叠；对于浸润椎前间隙（即 T4b）的瘤，CTVp2 可以穿过椎前筋膜外放至颈长肌或头长肌，并最终进入椎体 CTVp2 的下界很可能包括部分颈上段食管 在下咽 SCC 中，已报道存在广泛的黏膜下浸润，所以可考虑 GTVp 在头脚方向 CTVp2 外扩 15 mm。而不是以上提及的 10 mm
CTV3 （50～56）Gy/（25～28）次		低危临床靶区又称预防照射区。具体包括：环状软骨下缘开始包括Ⅳ、Ⅴb 区，逐渐撤开颈段食管过渡到Ⅳ区。如中、下颈部 N+，则双侧颈部都设计为 CTV2，而无 CTV3

PTV 根据各家医院经验及固定方法、结合实时验证，分别在 GTV（GTVp＋GTVn）、CTV1（CTVp1＋CTVn1）、CTV2、CTV3 的基础上外扩 3～5 mm 形成 PGTV（PGTVp＋PGTVn）、PTV1（PCTVp1＋PCTVn1）、PTV2、PTV3。

注意：术前放射治疗 PGTVp 放射治疗至 50 Gy 时评价疗效，无退缩则行挽救性手术；退缩达 PR

则继续完成放射治疗。

（三）危及器官限量

表 6 - 3　　　　　　　　　　　　　　　　　下咽癌放射治疗危及器官限量

危及器官命名	D_{max}（cGy）	Dose volume metrics	D_{mean}（cGy）
脊髓（spinal cord）	＜4000		
PRV 脊髓（PRVspinalcord＋3 mm）	＜4500		
脑干（Brainstem）	＜5400		
颞叶（temporal lobe）	＜5400		
眼球（eyes）	＜5000		
晶体（lens）	＜500～700		
视交叉（chiasm）	＜5400		
视神经	＜5400		
腮腺（parotid）		V30＜50％	
下颌骨（mandible）		V50＜30％	
甲状腺			＜4200

（四）靶区勾画病例

现以下咽癌单纯根治性放射治疗为例说明如下。

男性，50 岁，右侧下咽浅表鳞癌变，右侧下咽肿块，考虑下咽癌并右侧环后区受侵、右侧颈部淋巴结转移、甲状腺右叶可疑受侵，左侧颈部稍大淋巴结。临床分期 T4N2M0 Ⅳa 期鳞癌。

治疗方案：诱导化疗＋同步放化疗。

放射治疗技术：放射治疗采用 VMAT 技术。

GTV 包括内镜检查继影像学检查显示的肿瘤，GTVp 及 GTVn 分次剂量 2.12 Gy，总剂量 69.96 Gy/33 次；CTVp1 及 CTVn1 分次剂量 2.0 Gy，总剂量 66 Gy/33 次。

因双侧颈部淋巴结肿大，故 CTV2 包括全喉、咽旁间隙、喉周软骨、全颈部淋巴结引流区，上界颈 1 上缘。下界至Ⅳ区下缘，分次剂量 1.82 Gy，总剂量 60.06 Gy/33 次。（图 6 - 1）

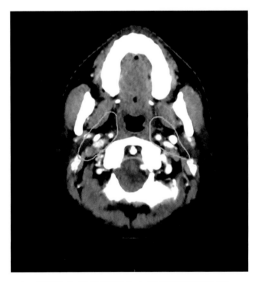

A. CTV2 上界位于颈 1 上缘包括双侧Ⅱ区

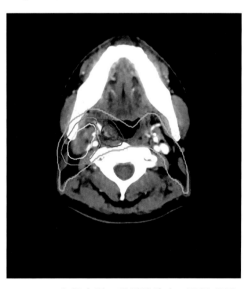

B. CTV2 包括右侧口咽侧壁肿瘤、双侧咽侧壁、后壁、双侧Ⅱ区

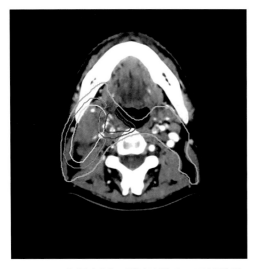

C. CTV2 包括右侧口咽侧壁肿瘤、双侧咽侧壁、后壁、右侧Ⅰb区、双侧Ⅱ区

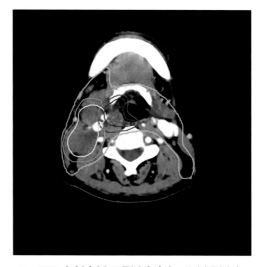

D. CTV2 包括右侧口咽侧壁肿瘤、双侧咽侧壁、后壁、舌会厌溪、右侧Ⅰb区、双侧Ⅱ区

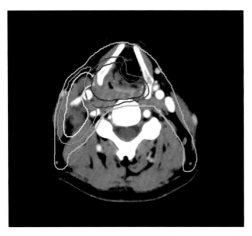

E. CTV2 包括右侧口咽侧壁肿瘤、下咽、全喉、双侧Ⅲ区、Ⅴa区

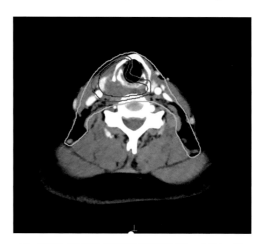

F. CTV2 包括右侧口咽侧壁肿瘤、全喉、双侧Ⅲ区、Ⅴa区

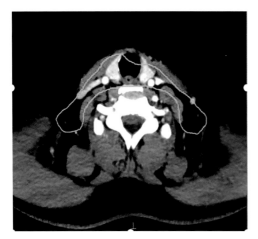

G. CTV2 包括双侧Ⅳ区、Ⅴb区、颈段食管入口

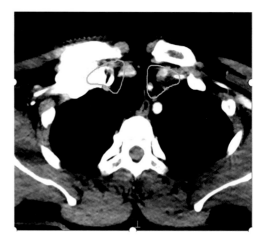

H. CTV2 逐渐撇开颈段食管过渡到包括Ⅳ区

图6-1　下咽癌单纯根治性调强放射治疗靶区示例

〔贺礼理　姜翠红　叶　旭　吴湘玮〕

第七章　喉　癌

一、分期（表 7-1、表 7-2）

本章所指喉部肿瘤不包括非上皮性肿瘤，如淋巴组织、软组织、骨和软骨的肿瘤。

表 7-1　　　　　　　　　　　　　　　　　　　喉部肿瘤 AJCC（第 8 版）分期

原发肿瘤（T）
Tx　原发肿瘤不能评估
T0　无原发肿瘤证据
Tis　原位癌
声门上
T1　肿瘤局限在声门上的 1 个亚区，声带活动正常
T2　肿瘤侵犯声门上 1 个以上相邻亚区，侵犯声门区或声门上区以外（如舌根、会厌谷、梨状窝内侧壁的黏膜），无喉固定
T3　肿瘤局限在喉内，有声带固定和/或侵犯任何下述部位：环后区、会厌前间隙、声门旁间隙和/或甲状软骨内板
T4a　中等晚期局部疾病
肿瘤侵犯穿过甲状软骨和/或侵犯喉外组织（如气管、包括深部舌外肌在内的颈部软组织、带状肌、甲状腺或食管）
T4b　非常晚期局部疾病
肿瘤侵犯椎前筋膜，包绕颈动脉或侵犯纵隔结构
声门
T1　肿瘤局限于声带（可侵犯前联合或后联合），声带活动正常
T1a　肿瘤局限在一侧声带
T1b　肿瘤侵犯双侧声带
T2　肿瘤侵犯至声门上和/或声门下区，和/或声带活动受限
T3　肿瘤局限在喉内，伴有声带固定和/或侵犯声门旁间隙，和/或甲状软骨内板
T4a　中等晚期局部疾病
肿瘤侵犯穿过甲状软骨和/或侵犯喉外组织（如气管、包括深部舌外肌在内的颈部软组织、带状肌、甲状腺或食管）
T4b　非常晚期局部疾病
肿瘤侵犯椎前筋膜，包绕颈动脉或侵犯纵隔结构
声门下
T1　肿瘤局限在声门下区
T2　肿瘤侵犯至声带，声带活动正常或活动受限
T3　肿瘤局限在喉内，伴有声带固定
T4a　中等晚期局部疾病
肿瘤侵犯环状软骨或甲状软骨和/或侵犯喉外组织（如气管、包括深部舌外肌在内的颈部软组织、带状肌、甲状腺或食管）
T4b　非常晚期局部疾病
肿瘤侵犯椎前间隙，包绕颈动脉或侵犯纵隔结构

续表

区域淋巴结（N）*

区域淋巴结（N）临床分期

Nx　区域淋巴结不能评估

N0　无区域淋巴结转移

N1　同侧单个淋巴结转移，最大径≤3 cm，无包膜外侵

N2　同侧单个淋巴结，3 cm<最大径≤6 cm，无包膜外侵

或单侧多个淋巴结，最大径≤6 cm，无包膜外侵

或对侧或双侧淋巴结转移，最大径≤6 cm，无包膜外侵

　N2a　同侧单个淋巴结，3 cm<最大径≤6 cm，无包膜外侵

　N2b　单侧多个淋巴结，最大径≤6 cm，无包膜外侵

　N2c　对侧或双侧淋巴结转移，最大径≤6 cm，无包膜外侵

N3　转移性淋巴结最大径>6 cm，无包膜受侵；或转移性淋巴结有包膜受侵

　N3a　转移性淋巴结最大径>6 cm，无包膜受侵

　N3b　转移性淋巴结有包膜受侵

备注：U 指环状软骨以上，L 指环状软骨以下

临床和病理的 ENE 应被记录为ＥＮＥ（－）或 ENE（＋）

区域淋巴结（N）病理分期

Nx　区域淋巴结不能评估

N0　无区域淋巴结转移

N1　同侧单个淋巴结，最大径≤3 cm，无包膜外侵

N2　同侧单个淋巴结，最大径≤3 cm，有包膜外侵

同侧单个淋巴结，3 cm<最大径≤6 cm，无包膜外侵

或同侧多个淋巴结，最大径≤6 cm，无包膜外侵；

或对侧或双侧淋巴结转移，最大径≤6 cm，无包膜外侵

　N2a　同侧单个淋巴结，最大径≤3 cm，有包膜外侵

同侧单个淋巴结，3 cm<最大径≤6 cm，无包膜外侵

　N2b　同侧多个淋巴结，最大径≤6 cm，无包膜外侵

　N2c　对侧或双侧淋巴结转移，最大径≤6 cm，无包膜外侵

N3

　N3a　最大径大于 6 cm，无包膜外侵

　N3b　同侧淋巴结大于 3 cm，且包膜外侵

多侧或对侧淋巴结转移，有包膜外侵

备注：U 指环状软骨以上，L 指环状软骨以下

临床和病理的 ENE 应被记录为ＥＮＥ（－）或 ENE（＋）

远处转移（M）

M0　无远处转移

M1　有远处转移

解剖分期/预后分组

0 期　Tis　N0　M0

Ⅰ期　T1　N0　M0

Ⅱ期　T2　N0　M0

Ⅲ期　T3　N0　M0；T1－3　N1　M0

ⅣA 期　T4a　N0－1 M0；T1－4a　N2　M0

ⅣB 期　T4b　任何 N　M0；任何 T　N3　M0

ⅣC 期　任何 T　任何 N　M1

表 7 - 2   喉癌临床分期

	T	N	M
0 期	Tis	N0	M0
Ⅰ 期	T1	N0	M0
Ⅱ 期	T2	N0	M0
Ⅲ 期	T3	N0	M0
	T1	N1	M0
	T2	N1	M0
	T3	N1	M0
ⅣA 期	T4a	N0～N1	M0
	T1～T4a	N2	M0
ⅣB 期	T4b	任何 N	M0
	任何 T	N3	M0
ⅣC 期	任何 T	任何 N	M1

二、放射治疗

（一）适应证

1. 早期喉癌（Ⅰ，Ⅱ期）可选择根治性放射治疗。

2. 晚期病例可作计划性术前放射治疗。

3. 低分化癌或未分化癌可首选放射治疗。

4. 晚期病例的姑息减症治疗。

5. 术后放射治疗指征 手术切缘不净、残存或安全界不够。局部晚期病变（T3，T4 病变）。大于 N1 淋巴结转移或淋巴结包膜受侵。

（二）靶区勾画及处方剂量

GTV 分为原发肿瘤的 GTVp 及转移淋巴结的 GTVnd；术后放射治疗者，原发肿瘤、转移淋巴结所在的部位为瘤床，分别为 GTVtb、GTVnd-tb。

1. CTV1 勾画根据原发肿瘤部位的不同及病变范围的不同而不同。

（1）声门上区癌、T3～T4 声门癌的 CTV1 设计基本相似：包括 GTV、全部喉结构、梨状窝、声门旁间隙、舌会厌溪、部分舌根和整个甲状软骨，及高危淋巴引流区（Ⅱ～Ⅲ区）。

（2）声门下区癌：在声门上区勾画的基础上包括双侧Ⅳ、Ⅵ、Ⅶ区淋巴引流区。

（3）T1～T2 声门癌：CTV 包括全喉即可。同常规照射野所包括范围。常规照射野上界：舌骨水平或舌骨下缘；下界：环状软骨下缘水平；后界：颈椎椎体前缘，或颈椎椎体的前、中 1/3 交界处。

2. CTV2 下颈锁骨上预防照射区域。

3. 将相应靶区外放 3～5 mm 即为 PTV，考虑吞咽时喉向上、前活动的幅度较大，上方和前方的 PTV 可相应扩大至 5～10 mm。

4. 放射治疗（表 7 - 3）

表 7-3 喉癌放射治疗剂量

靶区	分次剂量/Gy	分次数	总剂量/Gy
PGTV	2.12	33	69.96（根治性放射治疗）
PTV1	1.82	33	60.06
PTV2	1.82	28～30	50.96～54.6

术后放射治疗剂量如下。PGTVtb：65.72 Gy/2.12 Gy/31 F；PTV1：60.14 Gy/1.94 Gy/31 F；PTV2：54.32 Gy/1.94 Gy/28 F。

（三）危及器官限量（表 7-4）

表 7-4 喉癌放射治疗危及器官限量

	D_{max}	Dose volume metrics	D_{mean}
脊髓	＜4000		
PRV 脊髓＋3 mm	＜4500		
脑干	＜5400		
眼球	＜5000		
晶体	＜500		
视交叉	＜5400		
视神经	＜5400		
颞叶	＜5400		
软腭			＜4500
口底			＜4500

〔刘　峰　韩亚骞〕

第八章　舌　癌

一、分期

（一）TNM 临床分期（表 8-1）

表 8-1 TNM 临床分期

T	Tx	原发肿瘤不能评估
	Tis	原位癌
	T1	肿瘤最大直径≤2 cm
	T2	肿瘤最大直径＞2 cm，≤4 cm
	T3	肿瘤最大直径＞4 cm
	T4a	中等晚期局部疾病肿瘤侵犯骨皮质，下牙槽神经，口底，或面部皮肤（如颏和鼻） 肿瘤侵犯邻近结构〔如穿透骨皮质（下颌骨或上颌骨）至舌的深部（外部）肌肉〔舌外肌肉（颏舌肌，舌骨舌肌，舌腭肌和茎突舌肌），上颌窦，面部皮肤〕
	T4b	非常晚期局部疾病 肿瘤侵犯咀嚼肌间隙、翼板或颅底和/或包绕颈内动脉
N	NX	不能评估有无区域性淋巴结转移
	N0	无区域性淋巴结转移
	N1	同侧单个淋巴结转移，直径＞3 cm，但＜6 cm
N2	N2a	同侧单个淋巴结转移，直径＞3 cm，但＜6 cm
	N2b	多个单侧淋巴结转移，其中最大直径＜6 cm
	N2c	双侧或对侧淋巴结转移，其中最大直径＜6 cm
	N3	转移淋巴结之最大直径＞6 cm
M	MX	不能评估有无远处转移
	M0	无远处转移
	M1	有远处转移

（二）pTNM 病理分期

与 TNM 临床分期一致。

（三）临床分期（表 8-2）

表 8-2 临床分期

	T	N	M
0 期	Tis	N0	M0
I 期	T1	N0	M0
II 期	T2	N0	M0

续表

	T	N	M
Ⅲ期	T3	N0	M0
	T1	N1	M0
	T2	N1	M0
	T3	N1	M0
	T4	N0N1	M0
Ⅳ期	任何 T	N2N3	M0
	任何 T	任何 N	M1

二、放射治疗

（一）适应证与靶区勾画及处方剂量

1. 检查项目　①详细的头颈部体格检查；②病理活检结果；③胸部 CT；④腹部彩超；⑤头颈部 MRI；⑥Ⅲ～Ⅳ期可考虑 PET-CT。

2. 治疗原则　由于舌活动部的癌肿常以局部侵犯的中-高分化鳞癌为主，而放射治疗在保留舌功能方面具有优势，所以根治性放射治疗适用于舌前部无口底侵犯的 T1N0、小 T2N0 肿瘤，也可用于较大但表浅或外生性、无深部肌肉浸润或放射治疗过程中消退满意的肿瘤。组织间插植近距离放射治疗是舌癌放射治疗中的重要组成部分，可单纯用于早期表浅肿瘤的根治性治疗。对于厚度超过 1 cm 的肿瘤，则可联合外照射放射治疗。由于舌癌是口腔癌中最易发生颈淋巴结转移，所以中晚期的舌癌术后放射治疗时，应行全颈淋巴引流区照射。

（1）T1～T2N0：

1）手术切除原发肿瘤，同时行单侧或双侧选择性颈淋巴清扫术。遇有不良预后因素，如手术切缘阳性、神经受侵、脉管内癌栓、术中检出转移性淋巴结有包膜外侵，或Ⅳ区/Ⅴ区检出转移性淋巴结，则应行术后辅助放射治疗或同步放化疗。如果术中只检出 1 个转移性淋巴结，且无包膜外侵，也可根据具体情况行术后放射治疗。

2）外照射放射治疗（可联合近距离放射治疗），以根治性剂量照射原发肿瘤，同时对颈淋巴引流区行预防性剂量照射。放射治疗结束后如仍有残存肿瘤，则行挽救性切除术。

（2）其余分期的术后放射治疗：

1）术后放射治疗指征：原发肿瘤 pT3 或 pT4、多个淋巴结转移、Ⅳ区或Ⅴ区淋巴结转移、周围神经侵犯、血管内癌栓。具有包膜外受侵和/或切缘阳性的患者，推荐做术后同步放化疗。①临床Ⅲ、Ⅳ期的中、晚期患者，除非手术非常彻底，一般应加术后放射治疗。②术后复发患者挽救性手术后。③病理报告有下列一项或多项指标者：a. 切缘阳性；b. 肿瘤近切缘（＜5 mm）；c. 骨或软骨侵犯；d. 神经侵犯；e. 大血管及周围侵犯；f. 淋巴结 1 个以上转移；g. 淋巴结包膜外侵犯或淋巴管内见癌栓；h. 病理恶性程度高（如高度恶性黏液表皮样癌）；i. 病理为腺样囊性癌（术后复发率高、易沿神经侵犯）。④术中有下列 1 项或多项指征：a. 无瘤原则不够，如切破肿瘤；b. 手术怀疑有肿瘤残留；c. 肿瘤仅部分或大部分切除。

放射治疗最好在术后 2～4 周开始，不要超过 6 周，否则会导致局控率下降。手术与术后放射治疗间隔超过 6 周的患者比 6 周内的患者局部复发率高，危险度为 2.89。由于在放射治疗过程中肿瘤细胞也会加速再增殖。因此，目前要注意"总治疗时间"，即从手术开始到放射治疗结束的总时间。在整个治疗过程中，残留的肿瘤细胞可能增殖速度较快，故综合治疗在 11 周内完成最佳。

2）照射范围：除按病期和手术情况照射原发灶区域外，舌癌最易累及Ⅰ～Ⅲ区淋巴结，一般需行颈部照射，颈部应当进行预防淋巴结照射。

病灶未过中线且 N0 的患者，对侧颈部无须预防性照射。

颈部淋巴结阳性：①有Ⅱ区淋巴结侵犯，建议 CTV 中包括Ⅰb区淋巴结，并且扩大Ⅱ区淋巴结的上边缘，包括未手术的茎突后间隙直至颅底的区域；②有Ⅳ区或Ⅴ区淋巴结侵犯到时，则建议将锁骨上窝包括在 CTV 中；③有病理阳性淋巴结与肌肉相连或侵犯，建议将该肌肉包括到 CTV 中；④当有病理阳性淋巴结位于未清除的一组淋巴结的边界时，建议将这组未清除的淋巴结包括在 CTV 中。

3）靶区的勾画：建议在 CT 与 MRI 的融合图像上勾画靶区。目前 PET 不能单独成为指导靶区勾画的工具，但可以为 CT、MRI 提供补充参考信息来精确靶区的勾画。

4）术后放射治疗剂量：在常规分割每次 1.8～2.0 Gy 的前提下，国内外的共识是：对于没有肉眼残存的亚临床病灶给予 50～55 Gy 的照射；切缘阳性、手术床及所有可能局部复发的高危区域给予 60～66 Gy 的照射，肉眼残留的病灶给予 70 Gy 的照射。

3. 术后同步放化疗的适应证 术后同步放化疗的最佳适应证为手术切缘阳性和/或淋巴结包膜外侵犯的患者。目前局部晚期头颈鳞癌术后治疗的标准方案是以大剂量顺铂（100 mg/m^2，在放射治疗的第 1、第 22 和第 43 天使用）为基础的同步放化疗。除了铂类，氟尿嘧啶也是一种有效的药物。研究证实，氟尿嘧啶联合放射治疗可以提高患者的 5 年生存率。铂类与氟尿嘧啶联用（PF 方案）也可提高疗效，但是用在同步放化疗中至今没有证据表明多药联合比单药的疗效更优越。此外，丝裂霉素 C、紫杉类药物联合术后放射治疗也可不同程度地提高疗效，但目前紫杉类的药物更多地应用于诱导化疗中。

（二）危及器官限量（表 8-3）

表 8-3　　　　　　　　　　　　　舌癌放射治疗危及器官限量

OAR	D_{max}	Dose volume metrics	D_{mean}
脊髓（spinal cord）	＜4000（4500）		
PRV 脊髓（PRVspinalcord）（+3 mm）	＜4500		
脑干（Brainstem）	＜5400		
PRV 脑干（PRVBrainstem）（+3 mm）	V60＜1%		
眼球（eyes）	＜5000		
晶体（lens）	＜600（800）		
视神经（optic nerve）	＜5400		
视交叉（chiasm）	＜5400		
颞叶（temporal lobe）	＜5400		
垂体（pituitary）	＜5400		
耳蜗（cochlea）			＜4500
颞颌关节（TM-joint）	＜7000		
腮腺（parotid）		V30＜50%	
下颌骨（mandible）	＜7000		
喉（larynx）			＜4500
甲状腺（thyroid）			＜4500
气管（tracheae）			＜4500
臂丛神经（brachial plexus）	＜6600		

第九章　脑转移瘤

一、放射治疗适应证

1. 全脑放射治疗（WBRT）适应证：>3 个转移灶的初始治疗，联合 SRS 局部加量；颅内转移灶切除术后的辅助治疗；SRS 失败后的挽救治疗；广泛脑膜转移：WBRT＋椎管内化；脊膜转移：全脑全脊髓放疗；广泛期小细胞肺癌脑转移。

2. 立体定向放射治疗适应证：详见第三章"肿瘤的立体定向放射治疗"。

二、靶区勾画及处方剂量

（一）靶区勾画

CT-sim：建议扫描层厚 2.5 mm。

GTV：MRI（T1＋C）/CT。

PGTV：GTV＋3 mm。

CTV：全脑。

PTV：CTV＋5 mm。

（二）处方剂量

1. 单纯分次立体定向放射治疗（FSRT）

（1）PGTV：40～50 Gy/5 Gy/8～10f。

（2）PGTV：总剂量 52～60 Gy，分次剂量 3.5～4 Gy。

2. WBRT＋FSRT（序贯）

（1）PTV（全脑）：30 Gy/3 Gy/10f。

（2）瘤体局部加量 PGTV：10～15 Gy/5 Gy/2～3f。

三、危及器官限量（表 9-1）

表 9-1　　　　　　　　　　　　　　　　　　OAR 限量（FSRT）

OAR	单次限量 D_{max}/cGy （备注：全部 FSRT 给量需设置单次限量）	总剂量限量 D_{max}/cGy
脑干（brain stem）	200	1600
视神经（optic nerve）	200	1600
视交叉（chiasm）	200	1600
海马（hippocampus）	200	1600
脊髓（spinal cord）	150	1200
晶体（lens）	62.5	500
眼球（eyes）	450	3600

四、立体定向放射治疗

详见第三章相关内容。

〔刘　峰　何　倩　韩亚骞〕

第十章　脑胶质瘤

一、分期

详见 2016 年中枢神经系统肿瘤 WHO 分类。

二、放射治疗

（一）放射治疗适应证

1. 低级别胶质瘤术后放射治疗指征

（1）低级别胶质瘤危险度分层：

1）RTOG9802 标准：低风险组（年龄＜40 岁，肿瘤全切）；高风险组（年龄≥40 岁，肿瘤非全切）。

2）EORTC 22844 标准：年龄≥40 岁，星形细胞瘤，肿瘤最大径≥6 cm（最为重要），肿瘤跨中线，术前神经功能受损（5 项）。低风险组：（0～2 个危险因素）；高风险组：（3～5 个危险因素）。

（2）其他分子病理不良预后因素：IDH 无突变，1p/19q 非联合性缺失。

（3）术后放射治疗指征：2 个分层标准分别有各自优点和不足，综合参考两大标准及分子病理不良预后因素，如具备上述一个危险因素，术后积极放射治疗±化学治疗，个体化同步放化疗（详见后述）。不具备任何一个危险因素，则术后密切观察。

术后放射治疗时间：4～8 周。

2. 高级别胶质瘤术后放射治疗　Ⅲ、Ⅳ级无论手术情况，常规做。

术后放射治疗时间：尽早，最迟＜6 周。

（二）靶区勾画及处方剂量

1. 前提　影像学检查完善，包括术前 MRI、术后 72 小时 MRI、放射治疗前 MRI，对于低级别胶质瘤，有条件还可完善功能 MRI 帮助确定术后残留范围。

2. 低级别胶质瘤术后靶区　参照术前，术后 72 小时，放射治疗前 MRI 的 T2 及 T2Flair 高信号勾画。注意手术所致水肿带，术后 72 小时，放射治疗前水肿带会有变化，注意高信号区与术前对比区别，还可参考功能 MRI 帮助确定。

（1）GTV：T2 及 T2Flair 高信号区。

（2）CTV：GTV+1～1.5 cm（颅骨、脑室、大脑镰等天然屏障区域外扩 0.5 cm）。

注：IDH 野生型低级别胶质瘤，预后相对差，部分分子病理提示间变，胶母可能，外扩距离酌情至 2 cm。放射治疗处方剂量见表 10-1。

（3）PTV：CTV+0.5 cm。

表 10-1　　　　　　　　　　　　　低级别胶质瘤靶区剂量

靶区	给量
PTV	1.8 Gy×25F（一段 45 Gy）+1.8 Gy×5F（9 Gy）=54 Gy

在 40 Gy 左右（22 次左右）复查 MRI。如 T2 及 T2Flair 高信号区缩小，重新勾画 GTV 外扩 0.5～1 cm 补量，待一段计划完成 45 Gy（25 次）后再接二段计划补量至 54 Gy；如变化不明显，则原

GTV 不变，外扩 0.5～1 cm 二段补量至 54 Gy。

3. 高级别胶质瘤术后靶区：参照术前、术后 72 小时，放射治疗前 MRI 的 T1＋C 增强区，T2 及 T2Flair 的高信号区，涉及高信号区（水肿带）的处理。水肿带应根据具体影像学分析。

（1）GTV：T1＋c，术腔，酌情包 T2 及 T2Flair 高信号区。

（2）CTV：GTV＋1.5～2 cm（颅骨，脑室，大脑镰等天然屏障区域外扩 0.5 cm）。

（3）PTV：CTV＋0.5 cm。放射治疗处方剂量见表 10－2。

表 10－2　　　　　　　　　　　　　　　高级别胶质瘤靶区剂量

靶区	给量
PTV	2.0 Gy×23F（46 Gy 一段）＋2.0 Gy×7F（14 Gy 二段）＝60 Gy

在 40 Gy 左右（20 次左右）复查 MRI。如 T2，T2Flair，T1＋C 异常区缩小，重新勾画 GTV 外扩 1～1.5 cm 补量，待一段计划完成 46 Gy（23 次）后再接二段计划补量至 60 Gy；如变化不明显，则原 GTV 不变，外扩 1～1.5 cm 二段补量至 60 Gy。

明显的 T1＋C 区域且体积小，一段计划时可设 GTVboost 同步 SIB（GTVboost 2.14 Gy×30 次＝64.2 Gy）。

（三）危及器官限量（表 10－3）

表 10－3　　　　　　　　　　　　　　脑胶质瘤放射治疗危及器官限量

QAR	D_{max}/cGy	Dose volume metrics/cGy	D_{mean}/cGy
脊髓（spinal cord）	＜4000（4500）	—	—
PRV 脊髓（PRVspinalcord）（＋3 mm）	＜4500	V50＜1%	—
脑干（Brainstem）	＜5400	V60＜1%	—
PRV 脑干（PRVBrainstem）（＋3 mm）	V60＜1%	V60＜2%	—
眼球（eyes）	＜5000	—	—
晶体（lens）	＜600（800～1000）	—	—
视神经（optic nerve）	＜5400	—	—
视交叉（chiasm）	＜5400（6300）	—	—
颞叶（temporal lobe）	＜6000	V65＜1%	—
垂体（pituitary）	＜5000	—	—
耳蜗（cochlea）	—	—	＜4500
海马（选择勾画）	10 Gy	—	—
泪腺（选择勾画）	＜4000	—	—

（四）胶质母细胞瘤实例（图 10-1）

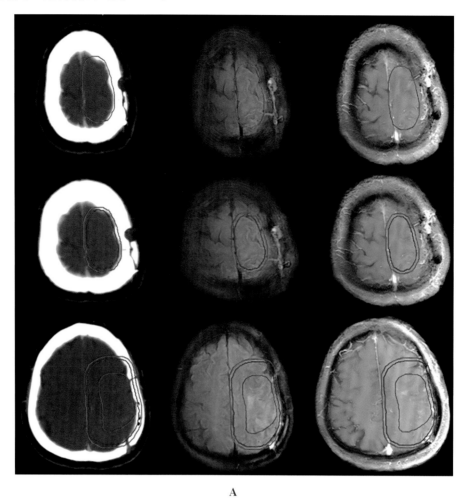

A

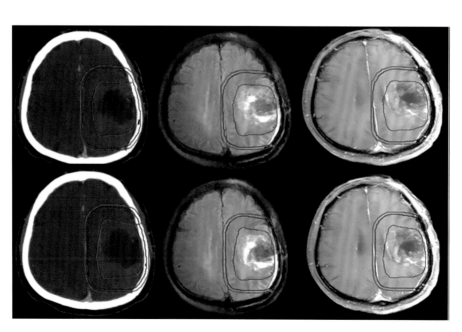

（四）胶质母细胞瘤实例（图 10-1）

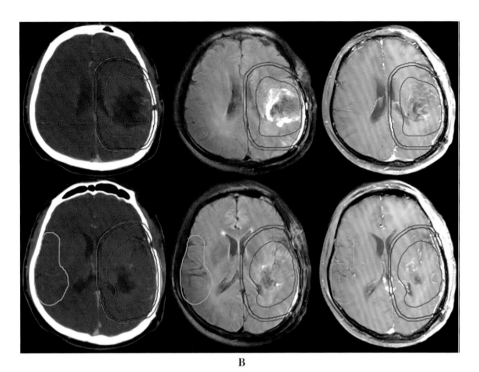

B

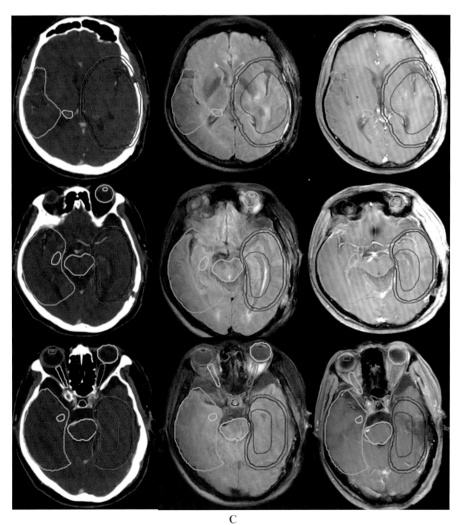

C

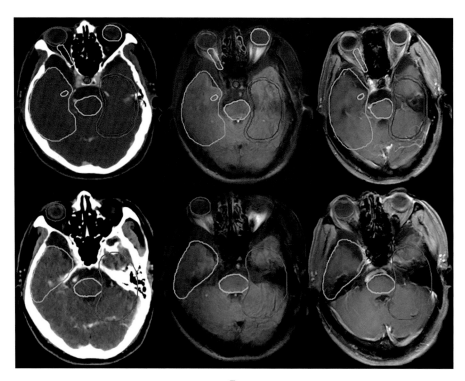

D

图 10 - 1　胶质母细胞瘤不同层面勾画的靶区

玫红线：PTV；蓝线：CTV；红线：GTV。GTV：融合术后 72 小时 MRI，包括 T1 增强术腔及 T2Flair 水肿带。CTV：GTV＋1.5 cm。PTV：CTV＋0.5 cm

〔何　倩　刘　峰　韩亚骞〕

第十一章　食管癌

一、分期（表 11-1～表 11-6）

表 11-1　　　　　　　　　　　　　　　　　食管癌分期

原发肿瘤（T）	
Tx	原发肿瘤不能评价
T0	没有原发肿瘤的证据
Tis	高级别上皮内瘤变/异型增生
T1	肿瘤侵及黏膜固有层、黏膜肌层或黏膜下层
T1a	肿瘤侵及黏膜固有层或黏膜肌层
T1b	肿瘤侵及黏膜下层
T2	肿瘤侵及固有肌层
T3	肿瘤侵及食管纤维膜
T4	肿瘤侵及邻近结构
T4a	肿瘤侵及胸膜、心包、奇静脉、膈肌或腹膜
T4b	肿瘤侵及其他邻近结构如主动脉、椎体或气管
区域淋巴结（N）	
Nx	区域淋巴结不能评价
N0	无区域淋巴结转移
N1	1～2 个区域淋巴结转移
N2	3～6 个区域淋巴结转移
N3	≥7 个区域淋巴结转移
远处转移（M）	
M0	无远处转移
M1	有远处转移
G 肿瘤分化程度	
Gx	分化程度不能确定
G1	高分化
G2	中分化
G3	低分化

表 11 - 2　　　　　　　　　　食管鳞状细胞癌病理 TNM 分期（pTNM）预后分组

分期	TNM	组织学分级	部位
0	TisN0 M0	N/A	Any
ⅠA	T1a N0 M0	G1	Any
	T1a N0 M0	Gx	Any
ⅠB	T1a N0 M0	G2～G3	Any
	T1b N0 M0	G1～G3	Any
	T1b N0 M0	Gx	Any
	T2 N0 M0	G1	Any
ⅡA	T2 N0 M0	G2～G3	Any
	T2 N0 M0	Gx	Any
	T3 N0 M0	Any	下段食管
	T3 N0 M0	G1	上或中段食管
ⅡB	T3 N0 M0	G2～G3	上或中段食管
	T3 N0 M0	Gx	Any
	T3 N0 M0	Any	部位不确定
	T1 N1 M0	Any	Any
ⅢA	T1 N2 M0	Any	Any
	T2 N1 M0	Any	Any
ⅢB	T2 N2 M0	Any	Any
	T3 N1～N2 M0	Any	Any
	T4a N0～N1 M0	Any	Any
ⅣA	T4a N2 M0	Any	Any
	T4b N0～N2 M0	Any	Any
	Any T N3 M0	Any	Any
ⅣB	Any T AnyN M1	Any	Any

表 11 - 3　　　　　　　　　　食管鳞状细胞癌临床 TNM 分期（cTNM）预后分组

分期	TNM
0	TisN0 M0
Ⅰ	T1 N0～N1 M0
Ⅱ	T2 N0～N1 M0
	T3 N0 M0

续表

分期	TNM
Ⅲ	T3 N1 M0
	T1～T3 N2 M0
ⅣA	T4 N0～N2 M0
	AnyT N3 M0
ⅣB	AnyT AnyN M1

表 11-4　食管腺癌/食管胃交界部腺癌病理 TNM 分期（pTNM）预后分组

分期	TNM	组织学分级
0	Tis N0 M0	N/A
ⅠA	T1a N0 M0	G1
	T1a N0 M0	Gx
ⅠB	T1a N0 M0	G2
	T1b N0 M0	G1～G2
	T1b N0 M0	Gx
ⅠC	T1 N0 M0	G3
	T2 N0 M0	G1～G2
ⅡA	T2 N0 M0	G3
	T2 N0 M0	Gx
ⅡB	T1 N1 M0	Any
	T3 N0 M0	Any
ⅢA	T1 N2 M0	Any
	T2 N1 M0	Any
ⅢB	T2 N2 M0	Any
	T3 N1～N2 M0	Any
	T4a N0～N1 M0	Any
ⅣA	T4a N2 M0	Any
	T4b N0～N2 M0	Any
	AnyTN3 M0	Any
ⅣB	AnyT AnyN M1	Any

表 11 - 5   食管腺癌/食管胃交界部腺癌临床 TNM 分期（cTNM）预后分组

分期	TNM
0	TisN0 M0
I	T1 N0 M0
II A	T1 N1 M0
II B	T2 N0 M0
III	T2 N1 M0
	T3 N0～N1 M0
	T4a N0～N1 M0
IV A	T1～T4aN2 M0
	T4b N0～N2 M0
	AnyT N3 M0
IV B	AnyT AnyN M1

表 11 - 6   食管癌新辅助治疗后病理分期（ypTNM）预后分组
（食管鳞状细胞癌与食管腺癌/食管胃交界部腺癌相同）

分期	TNM
I	T0～T2 N0 M0
II	T3 N0 M0
III A	T0～T2 N1 M0
III B	T3 N1 M0
	T0～T3 N2 M0
	T4a N0 M0
IV A	T4a N1～N2 M0
	T4a NX M0
	T4b N0～N2 M0
	AnyT N3 M0
IV B	AnyT Any N M1

二、放射治疗

（一）适应证

1. 当患者不能耐受同步放化疗时可行单纯放射治疗。

2. 术前新辅助放射治疗/同步放化疗　①能耐受手术的 T3～4N＋M0；②不可手术食管癌术前放射治疗后如转化为可手术，建议手术切除。如仍不可手术，则继续行根治性放射治疗。

3. 术后辅助放射治疗/同步放化疗

（1）R1（包括环周切缘＋）或 R2 切除。

（2）R0 切除：①鳞癌，病理分期 N＋，或 T4aN0，淋巴结被膜受侵；②腺癌，病理分期 N＋，或 T3～4aN0，或 T2N0 中具有高危因素（低分化，脉管瘤栓，神经侵犯，＜50 岁）的下段或食管胃交界癌建议术后放射治疗或同步放化疗。③目前并无循证医学证据明确术后放化疗的治疗顺序。一般建议 R1 或 R2 切除后，先进行术后放射治疗或同步放化疗，再进行化学治疗。④R0 切除术后，鳞癌建议先进行术后放射治疗或同步放化疗，再进行化学治疗；腺癌建议先化学治疗后再进行放射治疗或同步放化疗。

4. 根治性放射治疗/同步放化疗　①T4bN0～N3；②颈段食管癌或颈胸交界癌距环咽肌＜5 cm；③经术前放射治疗后评估仍然不可手术切除；④存在手术禁忌证；⑤手术风险大，如高龄、严重心肺疾患等；⑥患者拒绝手术。

5. 姑息性放射治疗　①术后局部区域复发（术前未行放射治疗）；②较为广泛的多站淋巴结转移；③骨转移、脑转移等远地转移病变，缓解临床症状；④晚期病变化疗后转移灶缩小或稳定，可考虑原发灶放射治疗；⑤晚期病变解决食管梗阻，改善营养状况；⑥缓解转移淋巴结压迫造成的临床症状。

（二）放射治疗的技术因素

1. 所有患者采用三维适形（3DCRT）或者调强放疗（IMRT）技术。

2. 射线能量　采用 6～10 MV 能量的 X 线。

（三）体位固定和模拟定位

1. 体位固定　①每位患者应用个体化的固定装置给予固定。②患者取仰卧位，双臂伸直置于体侧或者双肘交替后置于额前。颈段及上段患者建议头颈肩罩固定，中下段及食管胃交界癌体膜固定。

2. 模拟定位　①所有患者平卧于固定的平板上，摆治疗体位，平静呼吸状态下在 CT 模拟机下行增强扫描，扫描范围包括颈部、胸部及上腹部，层厚为 5 mm。对对比剂过敏者可不行增强扫描。②食管下段或食管胃交界癌，由于食管肿瘤受到呼吸和心脏等器官运动影响较大，可采用四维模拟 CT（4D-CT）定位，观察肿瘤实际运动偏移程度，提高放射治疗精度。③如果原发灶为早期，不能明确从影像学检查确定病变长度，则需要在胃镜下放置银夹标记后再定位。因银夹固定较差易脱落，胃镜标记后需要尽快模拟定位。④食管下段及食管胃交界癌，或者需要照射胃左、腹腔淋巴结的患者，为了减少胃部充盈大小造成的照射体积差异，CT 模拟定位前空腹 3～4 小时，CT 扫描前及每次放射治疗前 15 分钟，患者需服用 200～300 mL 半流质（如稠粥、酸奶等，每次定量）。上中段患者无须此步骤。⑤术后残胃位于纵隔的患者，不要充盈胃，以胃内无内容物时定位为佳，放疗时亦如此。⑥扫描图像通过网络传输至三维治疗计划系统，医生逐层勾画 GTV、CTV、PTV 及重要剂量限制性器官。推荐在纵隔窗（窗宽 400 Hu，窗位＋20 Hu）勾画食管原发病灶、纵隔阳性淋巴结及正常器官。

（四）治疗靶区

1. 单纯放射治疗/同步放化疗或术前放射治疗/术前放化疗

（1）大体肿瘤体积（GTV）的定义：①通过影像学检查（食管钡餐、CT、食管腔内 B 超、食管纤维内镜、MRI、PET/CT 等）发现的已知的大体肿瘤；②放置银夹标记后，GTV 以银夹标记的上下界为准。

（2）肿大转移的淋巴结（GTVnd）定义为下列任何一项：

1）在诊断 CT 扫描时测量值短径≥1 cm。

2）虽然短径＜1 cm，但符合下列标准之一者：①PET 扫描证明有高代谢吸收；②淋巴结融合或成簇；③淋巴结包膜外侵犯；④淋巴结内有坏死；⑤气管食管沟、食管旁淋巴结短径≥5 mm 者。

（3）临床肿瘤体积（CTV）有 3 种不同的勾画方式和原则：

1）不做淋巴引流区域的预防照射：GTV 左右前后方向（四周）均外放 0.6～0.8 cm，外放后将解剖屏障包括在内时需做调整。GTV 上下各外放 3～5 cm。

该类靶区适用于病变早且没有远离原发灶的淋巴结转移，或是高龄、体弱、有心肺疾病、严重糖尿病等合并症的食管癌患者。

2）相应淋巴引流区的预防照射包括淋巴结转移较高的区域：①胸上段，包括锁骨上淋巴引流区、食管旁及1、2、4、7区淋巴引流区；②胸中段，包括食管气管沟、食管旁及1、2、4、7、8的淋巴引流区；③胸下段，包括食管旁及4、7、8区和胃左、贲门周围淋巴引流区。④该类靶区适用于病期早有根治性治疗目的食管癌患者或计划性术前放射治疗/放化疗的患者。预防区域建议50 Gy，原发灶建议60～64 Gy。

3）原发灶＋转移淋巴区域的照射：CTV以大体肿瘤范围定义在GTV左右前后方向（四周）均外扩0.6～0.8 cm，外放后将解剖屏障包括在内时需做调整。GTV上下各外扩3～5 cm，GTVnd上下各外扩1.0～1.5 cm。

4）计划肿瘤体积（PTV）是CTV加上边缘，以确保规定的放射量能传递到CTV。这个边缘考虑在治疗过程中的变异，如摆位误差及组织器官运动。若采用4D-CT模拟定位，需要有0.5 cm的边缘，以解决典型的胸部放射治疗患者的摆位不确定性。PTV＝CTV＋0.5 cm。若采用普通3D-CT模拟，或运动不能准确测量，则可以从CTV到PTV最大增加1.0 cm的边缘（PTV＝CTV＋0.5至1.0 cm）。

5）放疗剂量与分割方式：①单纯放射治疗或者同步放化疗（参考食管癌诊疗规范2018年版）。a. 95％PTV（60～64）Gy/（1.8～2.0）Gy，每天1次，每周5次。b. 95％PTV 50 Gy/（1.8～2.0）Gy，序贯95％PGTV（10～14）Gy/（1.8～2.0）Gy，每日1次，每周5次。有条件的单位也可采用同步加量技术。②术前放射治疗或放化疗。a. 95％PTV（41.4～50）Gy/（1.8～2.0）Gy，每天1次，每周5次。有条件的单位也可采用同步加量技术。b. 95％PTV（40.0～50）Gy/2.0Gy，每天1次，每周5次（颈段和胸上段建议术前放射治疗剂量50 Gy）（参考食管癌规范化诊治指南第2版）。c. 推荐中晚期食管癌进行同步放化疗（KPS≥70，年龄≤68岁，至少能进半流质饮食，体重下降不明显，放疗靶区不大，双肺V20≤28％，没有严重心肺疾病、严重糖尿病、严重高血压的患者）。

2. 术后放射治疗

（1）Ⅱa（T2～T3N0M0，淋巴结阴性）患者（注：肿瘤放射治疗第5版推荐，食管癌诊疗规范2018年版未提及）。

1）靶区勾画：①CTV。上界为环甲膜水平（胸上段食管癌）或者T1椎体的上缘（胸中段或胸下段食管癌），下界为隆突下3 cm或者瘤床下2～3 cm。包括下颈、锁骨上、锁骨头水平气管食管沟及1、2、3p、4、7区相应淋巴引流区，胸上段食管癌或者上切缘≤3 cm者包括吻合口。②PTV。同单纯放射治疗/放化疗。

2）放疗剂量：95％PTV，50～56 Gy/28F。

（2）Ⅱb～Ⅲ期患者（推荐放化疗同时）。

1）CTV勾画（表11-7）：

表11-7　　　　　　　　　　　　　　　　　　　CTV勾画*

	上界	下界	腹腔干	包括范围
胸上段	环甲膜水平	隆突下3～4 cm	不包括	下颈、锁骨上、锁骨头水平气管食管沟及1、2、3p、4、7区相应淋巴引流区、吻合口
胸中段**	T1椎体上缘	隆突下3 cm或瘤床下2～3 cm	不包括	下颈、锁骨上、锁骨头水平气管食管沟及1、2、3p、4、7、8区淋巴引流区

续表

	上界	下界	腹腔干	包括范围
胸中段***	T1椎体上缘	腹腔干水平	包括	下颈、锁骨上、锁骨头水平气管食管沟及1、2、3p、4、7、8区淋巴引流区
胸下段淋巴结转移，无论个数多少	T1椎体上缘	腹腔干水平	包括	下颈、锁骨上、锁骨头水平气管食管沟及1、2、3p、4、7、8区淋巴引流区

* 上切缘不足 3 cm 需包吻合口，若有残留或考虑转移淋巴结，需勾画 GTC、GTVnd，T4b 需勾画瘤床。

** 1～2 个转移淋巴结在纵隔内或横膈下或两个区域；当淋巴结≥3 个，且淋巴结均在纵隔内的照射范围。

*** 食管癌淋巴结转移≥3 个，转移淋巴结在纵隔＋横膈下 2 各区域在膈下。

2）PTV：在 CTV 的基础上三维外扩 0.5 cm。颈肩网罩固定的颈段或上段食管癌可外扩 0.3 cm。PGTV（有肿瘤或淋巴结残存需序贯或同步加量时）GTV＋GTVnd 外扩 0.5 cm。

3）放射治疗剂量：①R0 术后。95% PTV（50～56）Gy/（1.8～2.0）Gy，每天 1 次，每周 5 次。②R1/R2 术后。95% PTV 50 Gy/（1.8～2.0）Gy，序贯补量：95% PGTV（10～14）Gy/（1.8～2.0）Gy，每天 1 次，每周 5 次。有条件的单位也可采用同步加量技术。

（五）CTV 勾画共识及图示

1. 上界　GTV 上 3～4 cm，或受累食管旁淋巴上 1 cm。

2. 下界　GTV 下 3～4 cm。若病变位于食管远端或者为胃食管交界处肿瘤，处方剂量 50.4 Gy，下方 4 cm 将使得胃和腹腔脏器出现难以接受的大体积照射，此时，推荐在没有胃黏膜受累的方向至少外扩 2 cm。若处方剂量≤45 Gy，胃方向向下放 4 cm 是合适的。

3. 径向边界

（1）一般而言，CTV 应包括受累淋巴结所有方向上外扩至少 1 cm 的距离。食管壁外 1 cm 应包括在 CTV 内以覆盖食管旁淋巴结引流区（IASLC 分区中 8 区淋巴引流区）。

（2）除非 GTV 位于食管/心脏界面，否则建议 CTV 外扩限于心脏组织（包括心包）0.5 cm 范围以内，原因如下：心脏剂量会过大，在没有大体侵犯的前提下微浸润到心肌中的可能性不大。同理，CTV 外扩也限制在未受累肝脏中 0.5 cm 范围以内。若使用了运动管理技术（例如呼吸门控或 ITV），将心脏和肝脏排除在 CTV 之外也是合理的。

（3）若没有明显受侵，可将椎体完全排除在 CTV 之外。

4. 区域淋巴结

（1）病变累及或者邻近胃食管交界时，CTV 向下需要到腹腔干，腹腔干淋巴引流区 CTV 勾画如下：右侧界齐椎体右缘（通常为 T12），左侧侧在腹主动脉旁 0.5～1.0 cm，前界是胰腺，后界是椎体前缘。

（2）在胃食管交界和腹腔干之间，CTV 还需包括腹主动脉旁和肝胃韧带淋巴结在内。此区域，左侧是肝脏，右侧是胃，向前需要包括胃小弯和肝脏之间的脂肪间隙，其内包括腹主动脉旁和肝胃韧带淋巴引流区。

（3）在主动脉弓上方，CTV 的前界可达胸骨和锁骨头以包覆盖血管前淋巴引流区，同时完成胸部 CTV 和锁骨上淋巴引流区 CTV 之间的平滑过渡。在胸腔入口水平以上，气管应从 CTV 中排除，除非正常食管外 1 cm 径向外扩需要它。

（五）淋巴引流区勾画图示及靶区勾画图示例（图 11-1～图 11-4）

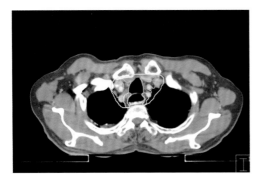
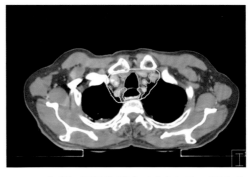

A. CTV（黄色）包括 3P 气管后（蓝色）、2 区 上气管旁引流区（紫色）

B. CTV 包括 4 区下气管旁（蓝色）和 8 区食管 旁淋巴引流区

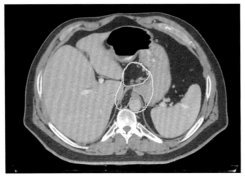
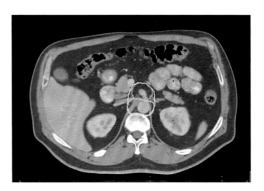

C. CTV 包括胃小弯/肝胃韧带（蓝色）和腹主 动脉旁（紫色）淋巴引流区

D. CTV 包括腹主动脉旁（蓝色）和腹腔干 （紫色）淋巴引流区

图 11-1　部分淋巴引流区勾画图示

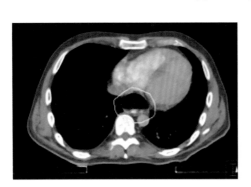
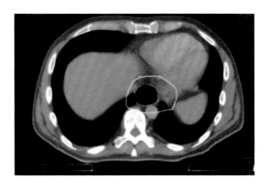
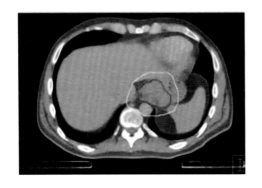
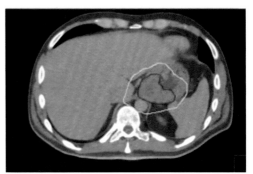

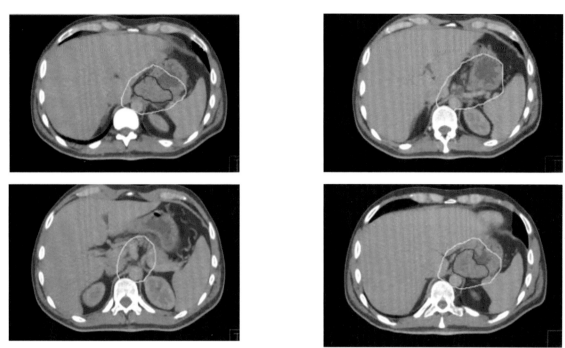

图 11 - 2　T3N0，Siewert Ⅱ型胃食管交界癌靶区图示

红色：GTV；黄色：CTV

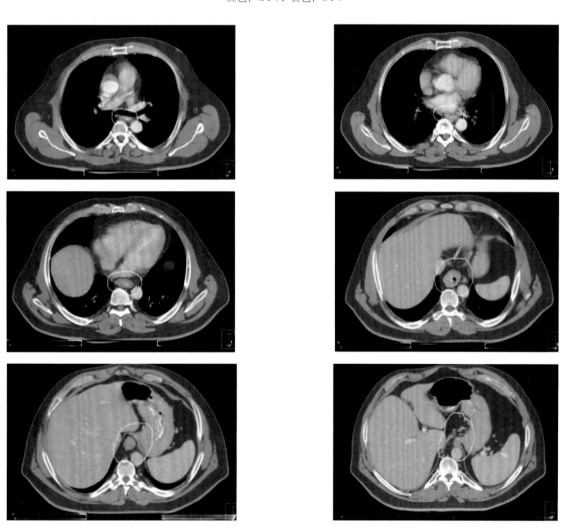

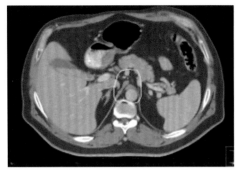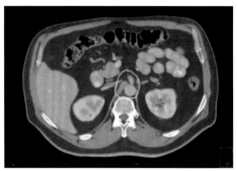

图 11－3　胸下段食管癌 T3N1M0 靶区勾画图示

红色：GTV；黄色：CTV

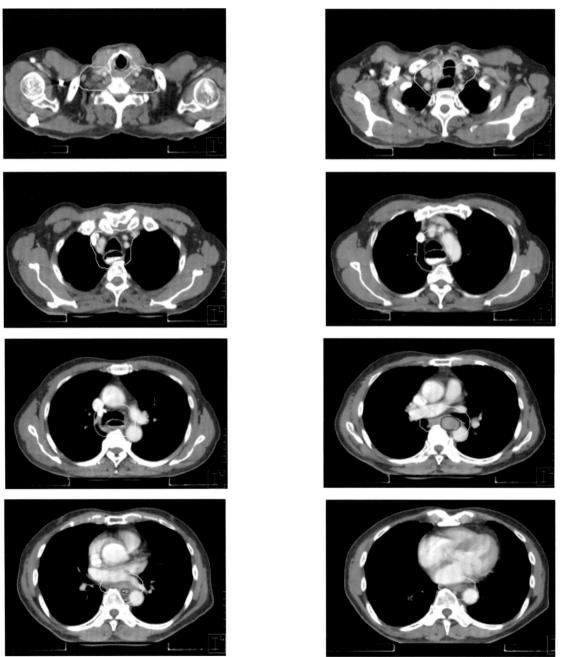

图 11－4　胸上段食管癌 T3N1M0 靶区勾画图示

红色：GTV；黄色：CTV

（六）正常组织的勾画及限量

1. 正常组织的勾画

（1）肺：可采用计划系统软件附带的自动勾画工具勾画肺的外轮廓（气管及支气管必须手工勾画并排除在外）。

（2）心脏：心脏上界由右心房和右心室组成，不包括肺动脉干、升主动脉和上腔静脉；下界至心尖位置。

（3）脊髓：脊髓勾画层面为整个 CT 扫描层面，逐层勾画椎管的边界作为脊髓的计划危及器官体积（PRV）。

（4）肝脏：全部肝脏。

（5）胃：全胃。

（6）肾脏：双侧肾脏分开勾画。

（7）小肠：扫描 CT 图像中 PTV 下 2 cm 内的小肠。

（8）大肠：扫描 CT 图像中 PTV 下 2 cm 内的大肠。

2. 正常组织的剂量限制

（1）制定治疗计划时，要考虑到正常组织照射剂量的限制，考虑这些组织的优先顺序如下：①脊髓；②肺；③心脏。

（2）正常组织的剂量限制：①双肺，平均剂量 14～16 Gy，V5≤60％，V20≤30％，V30≤20％，同步放化疗者 V20≤28％；②心脏，V30≤40％，V40≤30％；③脊髓，D_{max}≤45 Gy；④胃，V40≤40％，D_{max}≤55～60 Gy；⑤小肠，V40≤40％，D_{max}≤55 Gy；⑥双肾，V20≤30％；⑦肝，V30≤30％。

（七）肿瘤靶区的剂量学要求

剂量计算采用不均匀组织的校正，要求 95％的 PTV 接受处方剂量；PTV 内≥120％处方剂量的连续体积＜2 cm³；PTV 外≥110％处方剂量的连续体积＜1 cm³。要记录（PTV 内的）最大点剂量和最小点剂量。

〔王　晖　肖　琴〕

第十二章　不可手术Ⅲ期非小细胞肺癌的治疗

一、分期

国际抗癌联盟（Unionfor International Cancer Control，UICC）第 8 版肺癌 TNM 分期标准于 2017
年 1 月 1 日开始颁布实施（表 12 - 1、表 12 - 2）。

表 12 - 1　　　　　　　　　　　　　　　肺癌 UICC TNM 分期（第 8 版）（一）

T 分期

Tx　未发现原发肿瘤，或通过痰细胞学或支气管灌洗发现癌细胞，但影像学及支气管镜无法发现

T0　无原发肿瘤证据

Tis　原位癌

T1　肿瘤最大径≤3 cm，周围包绕肺组织及脏层胸膜，支气管镜见肿瘤位于叶支气管开口远端，未侵及主支
　　气管

　T1a（mi）　微侵袭腺癌

　T1a　肿瘤最大径≤1 cm

　T1b　肿瘤最大径＞1 cm，≤2 cm

　T1c　肿瘤最大径＞2 cm，≤3 cm

T2　肿瘤最大径＞3 cm，≤5 cm；侵犯主支气管，但未侵及隆突；侵及脏层胸膜；有阻塞性肺炎或者部分或
　　全肺不张。符合以上任何一个即归为 T2

　T2a　肿瘤最大径＞3 cm，≤4 cm

　T2b　肿瘤最大径＞4 cm，≤5 cm

T3　肿瘤最大径＞5 cm，≤7 cm；侵及以下任何一个器官，包括：胸壁、膈神经、心包，同一肺叶出现孤立
　　性癌结节。符合以上任何一个即归为 T3

T4　肿瘤最大径＞7 cm；无论大小，侵及以下任何一个器官，包括：纵隔、心脏、大血管、隆突、喉返神
　　经、主气管、食管、椎体、膈肌；同侧不同肺叶出现孤立癌结节

N 分期

　Nx　淋巴结转移情况无法判断

　N0　无区域淋巴结转移

　N1　转移至同侧支气管周围淋巴结和/或同侧肺门淋巴结，包括原发肿瘤的直接侵犯

　　pN1a　仅有单站受累

　　pN1b　包括多站受累

　N2　转移到同侧纵隔和/或隆突下淋巴结

　　pN2a1　单站病理 N2，无 N1 受累，即跳跃转移

　　pN2a2　单站病理 N2，有 N1 受累（单站或者多站）

　　pN2b　多站 N2

　N3　转移到对侧纵隔、对侧肺门、同侧或对侧斜角肌或锁骨上淋巴结

续表

M 分期

Mx　无法评价有无远处转移

M0　无远处转移

M1a　胸膜播散（恶性胸腔积液、心包积液或胸膜结节），原发肿瘤对侧肺叶内有孤立的肿瘤结节。

M1b　远处单个器官单发转移

M1c　多个器官或单个器官多处转移

表 12－2　　　　　　　　　　　　　肺癌 UICC TNM 分期（第 8 版）（二）

	N0	N1	N2	N3
T1a	Ⅰ A1	Ⅱ B	Ⅲ A	Ⅲ B
T1b	Ⅰ A2	Ⅱ B	Ⅲ A	Ⅲ B
T1c	Ⅰ A3	Ⅱ B	Ⅲ A	Ⅲ B
T2a	Ⅰ B	Ⅱ B	Ⅲ A	Ⅲ B
T2b	Ⅱ A	Ⅱ B	Ⅲ A	Ⅲ B
T3	Ⅱ B	Ⅲ A	Ⅲ B	Ⅲ C
T4	Ⅲ A	Ⅲ A	Ⅲ B	Ⅲ C
M1a	Ⅳ A	Ⅳ A	Ⅳ A	Ⅳ A
M1b	Ⅳ A	Ⅳ A	Ⅳ A	Ⅳ A
M1c	Ⅳ B	Ⅳ B	Ⅳ B	Ⅳ B

二、诊断标准

不可手术切除ⅢA 期、ⅢB、ⅢC 期主要指有如下影像或淋巴结病理性证据：

1. 同侧纵隔淋巴结多个转移成巨大肿块或多站转移（ⅢA：T1～T3N2 或ⅢB：T4N2）。

2. 对侧肺门、纵隔淋巴结，或同、对侧斜角肌或锁骨上淋巴结转移（Ⅲ B＋Ⅲ C：T1～T4N3）。

3. 病灶侵犯心脏、主动脉和食管（Ⅲ A：T4N0～N1）。

三、治疗方法

（一）治疗推荐

1. PS＝0～1 分

（1）Ⅰ级推荐：①参加多学科团队讨论；②行根治性同步放化疗；③度伐利尤单抗作为同步放化疗后的巩固治疗。

（2）Ⅱ级推荐：①序贯化学治疗＋放射治疗、化学治疗；②MDT 讨论评价诱导治疗后降期手术的可行性，如能做到完全性切除，诱导治疗后手术治疗。

2. PS＝2 分

（1）Ⅰ级推荐：①单纯放射治疗；②序贯放射治疗＋化学治疗。

（2）Ⅱ级推荐：

1）单纯化学治疗：化学治疗方案参考Ⅳ期无驱动基因突变 NSCLC 方案。

2）靶向治疗：限驱动基因阳性患者。

（二）根治性同步放化疗方案

1. NCCN 指南方案

（1）非鳞癌：

1）卡铂 AUC5，第 1 天，培美曲塞 500 mg/m²，第 1 天，每 21 天为 1 周期，共 4 个周期；同期胸部放射治疗。

2）顺铂 75 mg/m²，第 1 天，培美曲塞 500 mg/m²，第 1 天，每 21 天为 1 周期，共 3 个周期；同期胸部放射治疗±额外 4 个周期培美曲塞 500 mg/m²。

3）紫杉醇每周 45～50 mg/m²，卡铂 AUC2，同期胸部放射治疗±额外 2 个周期紫杉醇 200 mg/m² 和卡铂 AUC 6。

4）顺铂 50 mg/m²，第 1、第 8、第 29 和第 36 天；依托泊苷 50 mg/m²，第 1～第 5 天、第 29～第 33 天；同期胸部放射治疗。

（2）鳞癌：

1）紫杉醇每周 45～50 mg/m²，卡铂 AUC 2，同期胸部放射治疗±额外 2 个周期紫杉醇 200 mg/m² 和卡铂 AUC 6。

2）EP 方案：顺铂 50 mg/m²，第 1、第 8、第 29 和第 36 天；依托泊苷 50 mg/m²，第 1～第 5、第 29～第 33 天；同期胸部放射治疗。

2. CSCO2020 方案推荐

（1）EP：顺铂 50 mg/m²，d_1，d_8，d_{29}，d_{36}；依托泊苷 50 mg/m²，d1～5，d_{29}～d_{33}。

（2）PC：卡铂 AUC 2，紫杉醇 45～50 mg/m²，每周 1 次。

（3）AP：顺铂 75 mg/m²，d1；培美曲塞 500 mg/m²，d1，每 3 周重复（非鳞癌）。

（4）AC：卡铂 AUC 5，d1；培美曲塞 500 mg/m²，d1，每 3 周重复（非鳞癌）。

（5）DP：顺铂 20 mg/m²，多西他赛 20 mg/m²，每周 1 次。

（三）放射治疗方案

推荐采用常规分割，靶区剂量（60～66）Gy/（30～33）次/（6～7）w。

（四）常规分割放射治疗的危及器官剂量体积限制（表 12-3）

表 12-3　　　　　不可手术Ⅲ期非小细胞肺癌放射治疗危及器官限量

危及器官	30～33 次的限量
脊髓	最大≤50 Gy
肺	V20≤28%，V30≤20%，V5≤65%，平均≤18 Gy
心脏	V40≤30%，V30≤40%
食管	平均≤34 Gy，最大≤105%处方剂量
臂丛神经	最大≤66 Gy

（五）放射治疗靶体积定义

1. 大体靶区（GTV）　包括在影像学和病理学评估时已知的病变范围（原发肿瘤和淋巴结）。

2. 临床靶区（CTV）　包括推测的微观范围和播散区域。

3. 计划靶区（PTV）　包括靶区运动内靶区（ITV）加定位与机械设备变化（误差）调整的边界。

（六）靶区勾画

1. 原发肿瘤在肺窗勾画，窗宽、窗位分别为 800～1600 Hu，−600 Hu，纵隔病变在纵隔窗勾画，窗宽、窗位分别为 400 Hu、20 Hu。

2. CTV 为根据病理类型由 GTV 外扩获得［原发灶（原发肿瘤和阳性淋巴结）鳞癌外扩 6 mm、腺癌 8 mm］；CTV 的外放应包括受累淋巴节引流区，不进行淋巴引流区选择性预防照射，除非确定有外侵存在；根据模拟机或四维 CT 测定肿瘤运动情况确定内靶区（ITV）；PTV 为 ITV＋摆位误差（通常为 0.5 cm）。

3. 主治医师可以根据靶区周围重要器官情况适当修改 PTV。

（七）治疗期间注意事项

1. 每周行血常规、肝肾功能检查，评估放化疗血液毒性。根据患者的治疗毒性及时调整治疗方案，必要时减少化学治疗剂量甚至停止化学治疗，中断甚至停止化学治疗。

2. 放射性肺炎为放射治疗中常见并发症。其临床症状常出现在放射治疗开始后的 1～3 个月，早期症状多为发热、干咳、胸闷等，严重者可出现高热、咳痰、呼吸窘迫，甚至死亡。体格检查在受照射肺野区域可闻及湿啰音。目前放射性肺炎没有明确的诊断标准，它的诊断主要参考病史、放射治疗计划、症状、影像学检查综合判断。急性放射性肺炎的治疗主要采用肾上腺皮质激素，首次使用足量（推荐甲泼尼龙，每千克体重 1 mg），待临床症状控制 5～7 天逐渐减量 1/3～1/4，减量至 20～25 mg 等量转换口服，逐渐至停药。

3. 有条件的单位可每周行锥形束 CT（CBCT）评估原发肿瘤和淋巴结的变化情况，40～50 Gy 时再行模拟定位 CT 检查，评估肿瘤变化，决定是否修改放疗计划。如果患者有肺不张，建议每周行透视或胸片或 CBCT 检查观察复张情况，以便及时修改放射治疗计划。

（八）其他原则

1. 放射治疗技术标准至少要求基于 CT 定位的三维适形放射治疗（3D-CRT），当需要安全的根治性放射治疗时，可合理使用更先进的技术，这些技术包括（但不限于）4D-CT 和/或 PET/CT 模拟、IMRT（调强放疗）/VMAT（旋转容积调强放疗）、IGRT（影像引导放射治疗技术）、运动管理及质子治疗。

2. 对于纵隔淋巴结预防放射治疗、同期放化疗或序贯化放疗，均推荐基于 PET/CT 检查和 IMRT 现代技术进行累及野的选择性淋巴结区域照射。

3. 部分因各种原因不能耐受同期放化疗患者，可以采用序贯化学治疗-根治性放射治疗。

4. 单纯根治性放射治疗可用于因 PS＝2 或严重合并症不适合放化疗综合治疗策略的患者，通过提高患者治疗耐受性而获得潜在的生存增益。

5. 不可切除患者经诱导治疗后可否手术的治疗策略存在较多争议，尚无一个明确的推荐指南。提示对这类患者在治疗开始时应该进行有效的个体化多学科会诊，其重要性可能远胜于一个设计好的精确治疗路径或协议。

四、随访

（一）无临床症状或症状稳定患者

1. 随访时间　前 3 年（3～6 个月 1 次），4～5 年（6 个月 1 次），5 年后（每年 1 次）。

2. 随访内容　病史；体格检查；胸腹部（包括肾上腺）增强 CT；吸烟情况评估（鼓励患者戒烟）。

（二）症状恶化或新发症状患者

即时随访。定期随访内容：生存状态、后续治疗情况、肺功能测定、心功能、死亡原因（如果无医院诊断，可根据记录的临床表现进行判断）。

〔王　晖　刘志刚　刘　怀　肖　琴　杨雯娟〕

第十三章　小细胞肺癌

一、分期

（一）TNM 分期

采用国际抗癌联盟（Unionfor International Cancer Control，UICC）第 8 版，同非小细胞肺癌分期。

（二）小细胞肺癌的局限期和广泛期定义

1. 美国退伍军人医院/国际肺癌研究会（Veteran's Administration Lung Cancer Study Group）

（1）局限期：当肿瘤局限于同侧胸腔及局部淋巴结包括同侧纵隔、锁骨上或前斜角肌和对侧肺门淋巴结转移时，称为局限期（limited disease，LD）。

（2）任何证据表明肿瘤扩散到胸腔外均应归入广泛期（extensive disease，ED）。心包受累和双侧肺实质受累则属于广泛期（因肿瘤照射野大）。

2. 基于 AJCC（American Joint Committee on Lung Cancer）及 UICC 第 8 版 TNM 分期

（1）局限期小细胞肺癌：指 TNM 分期 I 期至 III 期（任何 T，任何 N，M0）、能被一个放射野安全包含的病灶，需除外 T3～T4 中多发肺结节不能被一个放射野安全包含的病灶。

（2）广泛期小细胞肺癌：指 TNM 分期 IV 期（任何 T，任何 N，M1a/b/c）或者 T3～T4 中多发肺结节不能被一个放射野安全包含的病灶。

二、治疗前评估

1. 病理诊断（纤维支气管镜＋活检、痰液细胞学、原发灶穿刺细胞学、引流区淋巴结穿刺细胞学、转移灶穿刺病理或细胞学等）。

2. 胸部增强 CT。

3. 头颅 MRI（平扫或增强）/客观原因进行 CT（增强或平扫）。

4. 肝脏、肾上腺超声或增强 CT。

5. 全身骨核素扫描（SPECT）。

6. 血液生化检查（肝/肾功能、血常规等）。

7. 肺功能检测。

三、治疗方法

（一）综合治疗模式

1. 采用以化学治疗为主，同步放射治疗组成的综合治疗方案。

2. 局限期小细胞肺癌的放射治疗开始时间应该于化学治疗开始的第一周期，推荐采用加速超分割放射治疗。

3. 靶区勾画选择化学治疗后肿瘤适时情况确定，淋巴引流区采用非选择性淋巴结照射。

4. 确实明确为 T1N0M0 或 T2N0M0 的患者（非常少见），可以首选根治性手术治疗。对于因高龄、伴随严重内科合并症等不能耐受手术或不愿意接受手术治疗的患者，可予立体定向体部放射治疗或者根治性放化疗。

5. 局限期小细胞肺癌的患者，经过综合治疗达到 CR 或 PR 时，应进行预防性全脑照射。

6. 广泛期小细胞肺癌以化学治疗为主，放射治疗为辅（根据情况进行）。

（二）局限期小细胞肺癌

治疗模式：根治性同步放化疗。

1. 化学治疗方案（周期数 4～6 周期）

（1）EP 方案：依托泊苷 100 mg/（m² · d）×3 天，顺铂 75～80 mg/（m² · d），每 21 天 1 次。

（2）EC 方案：依托泊苷 100 mg/（m² · d）×3 天，卡铂 AUC 5～6，每 21 天 1 次。

2. 放射治疗

（1）放疗开始时间：化学治疗开始的第一或第二周期尽早介入。对于肿瘤巨大，区域淋巴结广泛转移以及伴随肺不张等情况可先予 2 个疗程化学治疗，但无论化学治疗是否有效，在第 3 个疗程化学治疗时均应行同步胸部放射治疗，不宜再推迟放射治疗。

（2）放射治疗技术：三维适形放射治疗，有条件的单位可以使用更高级的 IMRT、VMAT、IGRT 或 TOMO 等放射治疗技术。

（3）CT 模拟扫描。

（4）靶区勾画：GTV＝原发病变＋浸润病变＋肺门纵隔转移淋巴结。如果为诱导化学治疗后，原发病灶按化学治疗后的病灶勾画，转移淋巴结按化学治疗前的受累区域勾画。

CTV＝GTV＋5～8 mm（化学治疗后），化学治疗前转移淋巴结所在的淋巴结区域。

PTV＝ITV＋5 mm（横向、纵向）。

（5）放射治疗处方剂量：1.5 Gy/F，每天 2 次，间隔 6 小时，DT＝45 Gy（治疗中可缩野修正靶区）或者 2 Gy/F，1F/d，（60～70）Gy/（30～35）F。

（6）危及器官剂量限制：①肺，V20≤28%，V30≤20%，V5≤60%；②心脏，V30≤40%，V40≤30%；③食管，V50≤50%；④肝脏，V30≤30%；⑤肾脏，V20≤33%；⑥脊髓，D_{max}≤45 Gy。

（7）预防性脑照射（PCI）：

1）放化疗后疗效评价达完全缓解及部分缓解者予预防性脑照射，PCI 开始的时间可在胸部放射治疗及化学治疗结束后 3～4 周，PCI 开始前行脑部增强 MRI 检查，证实无脑转移方可行 PCI，PCI 剂量：25 Gy/10f。有条件的单位建议 MRI 定位，勾画双侧海马，限制海马受照平均剂量≤8 Gy，最大剂量≤16 Gy。

2）术后分期为 I 期的小细胞肺癌 PCI 作用尚有争议。

3）年龄≥65 岁，有严重的合并症，PS＞2 分，神经认知功能受损的患者不推荐 PCI。

（三）广泛期小细胞肺癌

1. 胸部放射治疗

（1）适用人群：4～6 周期化学治疗后，疗效评价为 CR 或 PR 者胸部放射治疗有生存获益，可考虑胸部放射治疗 30 Gy/（10 次 · 2 w）到 60 Gy/（30 次 · 2 w）。

（2）靶区：化学治疗后残留原发病灶及化学治疗前阳性纵隔淋巴结区。

2. 姑息放射治疗　常用于以下几种情况：①上腔静脉压迫综合征患者；②椎体转移脊髓压迫者；③骨转移：予疼痛部位的外照射；④阻塞性肺不张者。

3. PCI

（1）PCI 能减低脑转移发生率，但无生存获益，故慎重选择。

（2）目前对广泛期小细胞肺癌在化学治疗/胸部放射治疗后可密切随访，每 3 个月复查脑 MRI。但对于初始治疗后一般情况好或随访不便的患者，也可考虑予 PCI。

四、疗效评价及随访

（一）治疗中

按 RTOG 标准评价急性损伤（放化疗毒性记录表）。

（二）治疗后

1. 治疗结束　血液生化检查（肝/肾功能、血常规等）、肝脏/肾上腺超声或增强 CT、头颅 MRI、胸部增强 CT 扫描、肺功能检测。注：按 UICC 或 RECIST 疗效评价标准（CR、PR、NC、PD）评价即刻疗效和疗后 4 周近期疗效。

2. 放射治疗结束后 3 个月、6 个月、12 个月检查胸部 CT 平扫/增强，评价放射性肺炎和肺纤维化。

3. 放射治疗结束后 3 个月、6 个月、12 个月检查肺功能（包括 FEV1、FV、DLCO、VC 等），按 CTC 3.0 标准评价放疗晚期反应。

4. 定期随访内容　生存状态、后续治疗情况、肺功能测定、心功能、死亡原因（如果无医院诊断，可根据记录的临床表现进行判断）。

〔王　晖　刘志刚　刘　怀　肖　琴　杨雯娟〕

第十四章　早期浸润性乳腺癌的术后辅助放射治疗

一、分期（表 14 - 1～表 14 - 5）

表 14 - 1　乳腺癌 AJCC 分期（第 8 版）

T 分期	临床与病理分期
Tx	原发灶无法评估
T0	无原发灶证据
Tis	原位癌
T1	肿瘤最大径≤20 mm
T1mi	微小浸润癌，最大直径≤1 mm
T1a	肿瘤最大径>1 mm，且≤5 mm
T1b	肿瘤最大径>5 mm，且≤10 mm
T1c	肿瘤最大径>10 mm，且≤20 mm
T2	肿瘤最大径>20 mm，且≤50 mm
T3	肿瘤最大径>50 mm
T4	肿瘤大小不限，直接侵犯胸壁/皮肤
T4a	肿瘤直接侵犯胸壁（仅侵犯胸肌非 T4）
T4b	患侧皮肤溃疡和/或皮肤卫星结节和/或水肿（包括橘皮征）
T4c	T4a 和 T4b 同时存在
T4d	炎性乳腺癌

表 14 - 2　乳腺癌 AJCC 第 8 版分期 N 分期（临床分期）

N 分期	临床分期
cNx	区域淋巴结无法评估
cN0	无区域淋巴结转移
cN1	转移到同侧 1 个或多个可活动的腋窝淋巴结
cN2	同侧腋窝淋巴结固定或融合或与其他组织融合；或临床上（影像或体检）同侧内乳淋巴结转移但无腋窝淋巴结转移
cN2a	同侧腋窝淋巴结固定或融合或与其他组织融合
cN2b	临床上（影像或体检）同侧内乳淋巴结转移但无腋窝淋巴结转移
cN3	同侧锁骨下淋巴结转移；或同侧内乳淋巴结转移合并腋窝淋巴结转移；或同侧锁骨上淋巴结转移伴或不伴腋窝或内乳淋巴结转移
cN3a	同侧锁骨下淋巴结转移
cN3b	同侧内乳淋巴结转移合并腋窝淋巴结转移
cN3c	同侧锁骨上淋巴结转移伴或不伴腋窝或内乳淋巴结转移

表 14-3　　　　　　　　　　　　　　　　乳腺癌 AJCC 第 8 版分期 N 分期（病理分期）

N 分期	病理分期
pNx	区域淋巴结无法评估（例如已切除，未送活检）
pN0	无区域淋巴结转移或仅有孤立肿瘤细胞（ITC）
pN0（i+）	仅有 ITCs（恶性肿瘤细胞簇的最大径不超过 0.2 mm）
pN0（mol+）	未检测到 ITCs，但 RT-PCR 阳性
pN1	微转移；或 1～3 个腋窝淋巴结转移；和/或临床内乳淋巴结阴性但前哨淋巴结活检显示微转移或宏转移。
pN1mi	微转移（大于 0.2 mm，但不超过 2 mm）
pN1a	1～3 个腋窝淋巴结转移，至少 1 个转移灶直径超过 2 mm
pN1b	临床内乳淋巴结阴性但前哨淋巴结活检显示微转移或宏转移（不包括 ITCs）
pN1c	pN1a 合并 pN1b
pN2	4～9 个腋窝淋巴结阳性；或临床上同侧内乳淋巴结转移但无腋窝淋巴结转移。
pN2a	4～9 个腋窝淋巴结阳性，至少 1 个转移灶直径超过 2 mm。
pN2b	临床上同侧内乳淋巴结转移但无腋窝淋巴结转移
pN3	10 个或以上腋窝淋巴结转移；或同侧锁骨下淋巴结转移；或临床上同侧内乳淋巴结转移合并 1 个或以上腋窝淋巴结转移；或同侧临床阴性而显微镜下阳性的内乳淋巴结转移伴 3 个以上腋窝淋巴结转移；同侧锁骨上淋巴结转移。
pN3a	10 个或以上腋窝淋巴结转移，至少 1 个转移灶直径超过 2 mm；或同侧锁骨下淋巴结转移。
pN3b	临床上同侧内乳淋巴结转移合并 1 个或以上腋窝淋巴结转移；或同侧临床阴性而显微镜下阳性的内乳淋巴结转移伴 3 个以上腋窝淋巴结转移。
pN3c	同侧锁骨上淋巴结转移

表 14-4　　　　　　　　　　　　　　　　　乳腺癌 AJCC 第 8 版分期 M 分期

M 分期	
M0	无远处转移
M1	远处转移

表 14-5　　　　　　　　　　　　　　　　　乳腺癌 AJCC 第 8 版分期总分期

T 分期	N 分期	M 分期	总分期
Tis	N0	M0	0
T1	N0	M0	ⅠA
T0	N1mi	M0	ⅠB
T1	N1mi	M0	ⅠB

T 分期	N 分期	M 分期	总分期
T0	N1	M0	ⅡA
T1	N1	M0	
T2	N0	M0	
T2	N1	M0	ⅡB
T3	N0	M0	
T0	N2	M0	ⅢA
T1	N2	M0	
T2	N2	M0	
T3	N1	M0	
T3	N2	M0	
T4	N0	M0	ⅢB
T4	N1	M0	
T4	N2	M0	
任何 T	N3	M0	ⅢC
任何 T	任何 N	M1	Ⅳ

二、放射治疗

（一）适应证

1. 保乳术后放射治疗适应证　所有保乳术后患者，无论腋窝淋巴结状态，一般均应行术后辅助放射治疗。

在目前有效的全身治疗的基础上，可能筛选出一部分低危复发的患者无需辅助放射治疗：例如 CALGB9343 研究提示年龄 70 岁及以上、病理Ⅰ期、激素受体阳性及切缘阴性的患者因绝对复发率低可以考虑单纯内分泌治疗而不行放射治疗；PRIMEⅡ研究显示 65 岁及以上，肿块最大径不超过 3 cm 的激素受体阳性，切缘阴性，且可以接受规范的内分泌治疗和随访的患者也可以考虑减免术后放射治疗。

2. 全乳切除术后放射治疗适应证　①原发肿瘤最大径＞5 cm，或肿瘤侵及皮肤/胸壁；②腋窝淋巴结转移≥4 个；③腋窝淋巴结转移 1～3 个（目前辅助放射治疗的价值存在争议，但根据现有的研究数据，NCCN 及 ESMO 指南等均推荐术后放射治疗）；④切缘阳性且不适合再行手术者。

（二）靶区勾画及处方剂量

1. 靶区勾画　目前临床常用的靶区勾画指南包括 RTOG 和 ESTRO 出版的相关指南，具体靶区及边界详见表 14-6、表 14-7。

表 14-6　　　　　　　　　　　　　RTOG 指南靶区定义及解剖边界

靶区	上界	下界	前界	后界	外侧界	内侧界
乳腺	临床边界＋第二肋骨水平	临床边界＋参考对侧乳腺 CT 图像消失的层面	皮肤	排除胸肌、胸壁肌肉及肋骨	临床边界＋通常腋中线，除外背阔肌	胸肋关节

续表

靶区	上界	下界	前界	后界	外侧界	内侧界
胸壁	锁骨头下缘	临床边界＋参考对侧乳腺CT图像消失的层面	皮肤	肋骨胸膜接触面，包括胸肌、胸壁肌肉及肋骨	临床边界＋通常腋中线，除外背阔肌	胸肋关节
腋窝淋巴结第Ⅰ组	腋血管穿过胸小肌外侧缘	胸大肌的肋骨附着处	胸大肌和背阔肌前缘的连线	肩胛下肌前缘	背阔肌内侧缘	胸小肌外侧缘
腋窝淋巴结第Ⅱ组	腋血管穿过胸小肌内侧缘	腋血管穿过胸小肌外侧缘	胸小肌前表面	肋骨和肋间肌	胸小肌外侧缘	胸小肌内侧缘
腋窝淋巴结第Ⅲ组	胸小肌在喙突的附着处	腋血管至胸小肌内侧缘	胸大肌后缘	肋骨和肋间肌	胸小肌内侧缘	胸廓入口
锁骨上淋巴结	环状软骨下缘	头臂静脉与腋静脉交汇处或锁骨头下缘	胸锁乳突肌	斜角肌前缘	上：胸锁乳突肌外侧缘；下：第1肋与锁骨交界处	除外甲状腺和气管
内乳淋巴结	第1肋内上缘	第4肋上缘	包括内乳血管			

表 14-7　　　　　　　　　　　　ESTRO 指南靶区定义及解剖边界

靶区	上界	下界	前界	后界	外侧界	内侧界
腋窝淋巴结第Ⅰ组	内侧：腋静脉头侧5 mm；外侧：肱骨头下缘＜1 cm，腋静脉周围5 mm	第4～5肋骨水平，包括前哨淋巴结活检的区域	胸大肌、胸小肌	头侧：胸背血管；脚侧：背阔肌前缘和肋间肌的连线	头侧：胸大肌和三角肌的连线；脚侧：胸大肌和背阔肌的连线	腋窝淋巴结第2组、胸肌间淋巴结区、胸壁
腋窝淋巴结第Ⅱ组	腋动脉头侧，即腋静脉头侧5 mm	胸小肌下缘，如可能包括腋窝清扫手术野上缘	胸小肌	腋静脉背侧5 mm或肋骨、肋间肌	胸小肌外侧缘	胸小肌内侧缘
腋窝淋巴结第Ⅲ组	锁骨下动脉上缘，即锁骨下静脉上5 mm	锁骨下静脉下5 mm，如可能包括腋窝清扫手术野上缘	胸大肌	腋静脉背侧5 mm或肋骨、肋间肌	胸小肌内侧缘	锁骨下与颈内静脉汇合处
锁骨上淋巴结	锁骨下动脉上缘，即锁骨下静脉上5 mm	包括锁骨下静脉下5 mm，与内乳淋巴结头侧相连	胸锁乳突肌、锁骨的后缘	胸膜	包括前斜角肌，与腋窝淋巴结第Ⅲ组内侧界相连	包括颈静脉（不外放边界），不包括甲状腺、颈总动脉
胸肌间淋巴结	包括腋动脉头侧，即腋静脉上5 mm	腋窝淋巴结第Ⅱ组的下界	胸大肌	胸小肌	胸小肌外侧缘	胸小肌内侧缘
内乳淋巴结	锁骨上淋巴结的下界	第4肋的上缘，部分患者到第5肋	血管前界	胸膜	内乳动脉外5 mm	内乳静脉外5 mm

续表

靶区	上界	下界	前界	后界	外侧界	内侧界
乳腺	可触及或可见的乳腺组织上缘；最上界不超过胸锁关节下缘	在 CT 图像上可见的乳腺最下缘	皮肤表面下 5 mm	胸大肌、肋骨、肋间肌	乳腺外侧皱褶、胸外侧动脉前缘	乳腺血管外侧，最内侧不超过胸骨
胸壁	根据可触及或可见的乳腺组织的标识，可参考对侧乳腺确定，最上界不超过胸锁关节下缘	根据可触及或可见的乳腺组织的标识，可参考对侧乳腺确定	皮肤表面下 5 mm	胸大肌、肋骨、肋间肌	根据可触及或可见的乳腺组织的标识，可参考对侧乳腺确定。通常不超过腋中线	根据可触及或可见的乳腺组织的标识，可参考对侧乳腺确定

2. 处方剂量

（1）保乳术后辅助放射治疗处方剂量：

1）常规分割：①PTV 乳腺，（45～50.4）Gy/（25～28）Fx；②PTV 区域淋巴结，（45～50.4）Gy/（25～28）Fx；③瘤床推量，（10～16）Gy/（4～8）Fx，常规序贯推量；④若采用瘤床 SIB，推荐 PTV 瘤床 64.4 Gy/28Fx（IMRT MC2 trial）。

2）低分割：推荐仅行全乳放射治疗时采用。①PTV 乳腺：（40～42.5）Gy/（15～16）Fx；②瘤床推量：（10～16）Gy/（4～8）Fx，常规序贯推量；③低分割 SIB 瘤床（尚为临床试验阶段）：PTV 瘤床 48 Gy/15Fx（RTOG 1005）。

3）APBI：不做常规推荐。①外照射：38.5 Gy/10Fx，每天 2 次；②近距离放射治疗（后装）：34 Gy/10Fx，每天 2 次。

（2）全乳切除术后辅助放射治疗处方剂量：

1）PTV 胸壁：（45～50.4）Gy/（25～28）Fx。

2）瘢痕推量（可考虑）：（1.8～2.0）Gy/Fx，总量推至约 60 Gy。

3）PTV 区域淋巴结：（45～50.4）Gy/（25～28）Fx。

4）低分割放射治疗：①6～9MeV 电子线，处方剂量 43.5 Gy/15Fx；②X 线，慎重选择处方剂量 36.63 Gy/11Fx＋/－疤痕推量 3.33 Gy/Fx×4Fx（Ⅱ期临床试验）

（3）危及器官限量：

1）保乳术后辅助放射治疗（表 14-8）：

表 14-8　　　　　　　　　　早期浸润性乳腺癌放射治疗危及器官剂量限定（保乳术后）

正常组织	常规分割/低分割＋瘤床序贯推量				低分割＋瘤床 SIB
	RTOG 1005	MSKCC	QUANTEC	RTOG 1304	RTOG 1005
对侧乳腺	严格：①D$_{max}$<310 cGy ②V1.86<5% 可接受：①D$_{max}$<496 cGy ②V3.1<5%	D$_{mean}$<5 Gy		V3<5%	严格：①D$_{max}$<240 cGy ②V1.44<5% 可接受：①D$_{max}$<384 cGy ②V2.4<5%

续表

正常组织	常规分割/低分割＋瘤床序贯推量				低分割＋瘤床 SIB
	RTOG 1005	MSKCC	QUANTEC	RTOG 1304	RTOG 1005
患侧肺	严格： ①V20<15% ②V10<35% ③V5<50% 可接受： ①V20<20% ②V10<40% ③V5<55%	①V20≤30% ②D_{mean}≤22 Gy		①V20≤30% ②V10≤50% ③V5≤65%	严格： ①V16<15% ②V8<35% ③V4<50% 可接受： ①V16<20% ②V8<40% ③V4<55%
对侧肺	严格： ①V5<10% 可接受： ①V5<15%	V20≤8%		V5≤10%	严格： ①V4<10% 可接受： ①V4<15%
心脏 (左乳癌)	严格： ①V20<5% ②V10<30% ③D_{mean}<4 Gy 可接受： ①V25<5% ②V10<35% ③D_{mean}<5 Gy	①V25≤25% ②D_{mean}<20 Gy ③D_{max}≤53 Gy	V25<10%	①V25≤5% ②V15≤30% ③D_{mean}<4 Gy	严格： ①V16<5% ②V8<30% ③D_{mean}<3.2 Gy 可接受： ①V20<5% ②V8<35% ③D_{mean}<4 Gy
心脏 (右乳癌)	严格： ①D_{max}<20 Gy ②V10<10% ③Mean dose<4 Gy 可接受： ①D_{max}<25 Gy ②V10<15% ③Mean dose<5 Gy			①D_{max}<25 Gy ②V15≤10% ③D_{mean}<4 Gy	严格： ①D_{max}<16 Gy ②V8<10% ③Mean dose<3.2 Gy 可接受： ①D_{max}<20 Gy ②V8<15% ③Mean dose<4 Gy
食管	无区域淋巴结照射	D_{max}<50 Gy			无区域淋巴结照射
甲状腺	严格：D_{max}<1.24～ 1.28 Gy 可接受：D_{max}< 1.86～1.92 Gy	D_{mean}<20 Gy			严格：D_{max}<0.96 Gy 可接受：D_{max}<1.44 Gy
臂丛	NA	Dmanx<53 Gy			NA

2）乳房全切术后辅助放射治疗（表 14 - 9）：

表 14 - 9　　　　　　　　　　早期浸润性乳腺癌放射治疗危及器官剂量限定（乳房全切术后）

正常组织	RTOG 1005	MSKCC	QUANTEC	RTOG 1304
对侧乳腺	严格： ①D_{max}<310 cGy ②V1.86<5% 可接受： ①D_{max}<496 cGy ②V3.1<5%	D_{mean}<5 Gy		V3<5%
患侧肺	严格： ①V20<15% ②V10<35% ③V5<50% 可接受： ①V20<20% ②V10<40% ③V5<55%	①V20≤30% ②D_{mean}≤22 Gy		①V20≤30% ②V10≤50% ③V5≤65%
对侧肺	严格： ①V5<10% 可接受： ①V5<15%	V20≤8%		V5≤10%
心脏（左乳癌）	严格： ①V20<5% ②V10<30% ③D_{mean}<4 Gy 可接受： ①V25<5% ②V10<35% ③D_{mean}<5 Gy	①V25≤25% ②D_{mean}≤20 Gy ③D_{max}≤53 Gy	V25<10%	①V25≤5% ②V15≤30% ③D_{mean}<4 Gy
心脏（右乳癌）	严格： ①D_{max}<20 Gy ②V10<10% ③Mean dose<4 Gy 可接受： ①D_{max}<25 Gy ②V10<15% ③Mean dose<5 Gy			①D_{max}<25 Gy ②V15≤10% ③D_{mean}<4 Gy
食管	无区域淋巴结照射	D_{max}<50 Gy		
甲状腺	严格：D_{max}<1.24~1.28 Gy 可接受：D_{max}<1.86~1.92 Gy	D_{mean}<20 Gy		
臂丛	NA	Dmanx<53 Gy		

（三）靶区勾画示例

1. 乳房全切术后（图 14 - 1）　依据 RTOG 指南勾画。

Structure
breast
CTV
CTV-I
CTV-II
CTV-III
CTVchest
CTVint
CTVsupra
Heart
Lung_L
Lung_R
patient
PTV
Spinal Cord

A

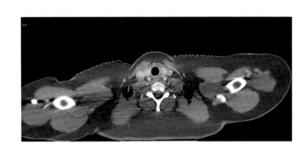
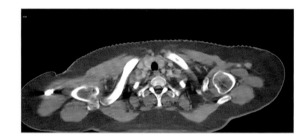

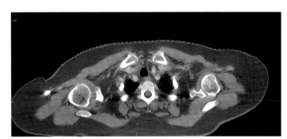
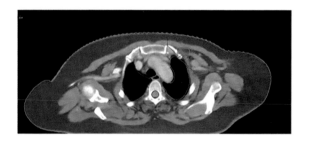

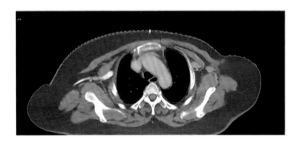
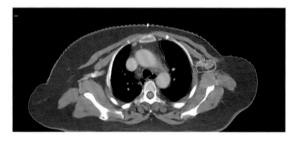

B

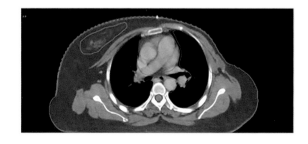

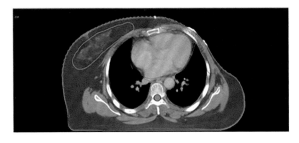
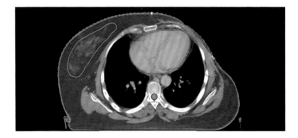
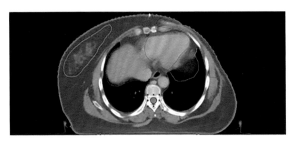
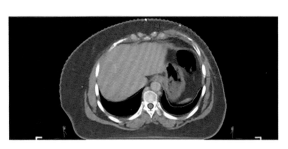

C

图 14-1　乳房全切术后辅助放射治疗靶区勾画示例

2. 保乳术后（图 14-2）　　引自 ESTRO 指南。

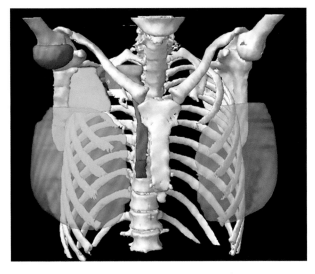

a_caro_communis
a_thoracic_int
Bones5
Breast_L
CTVn_IMN
CTVn_IMN_IC4
CTVn_intpect
CTVn_L1
CTVn_L2
CTVn_L3
CTVn_L4
CTVp_breast
humerus
humerus_PRV
m_scalenius_ant
v_jugu_interna
v_thoracic_int

A

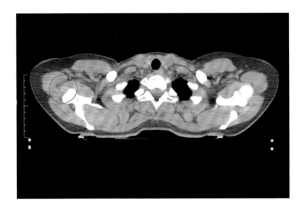
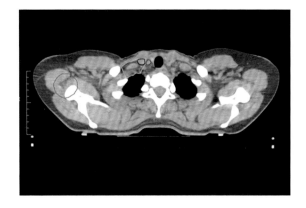

B

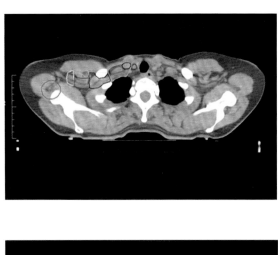
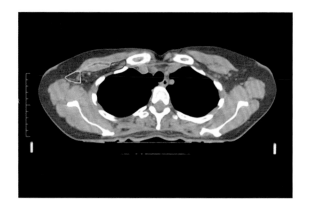

C

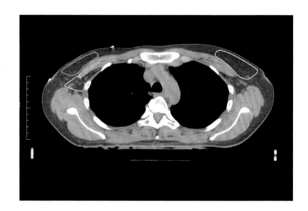

D

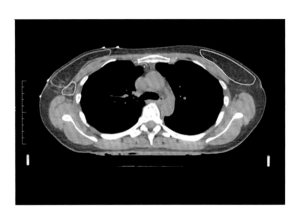
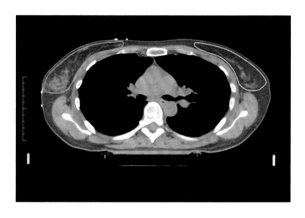

E

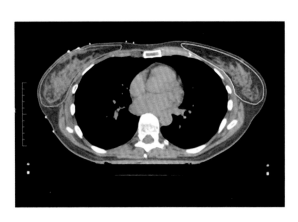
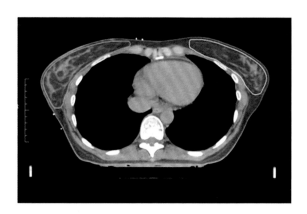

F

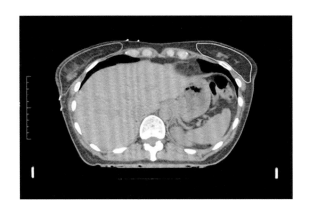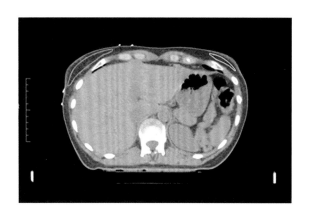

G

图 14 - 2　保乳术后辅助放射治疗靶区勾画示例

〔罗　英　刘　怀〕

第十五章 胃 癌

一、分期（表 15 - 1～表 15 - 4）

原发肿瘤（T）

Tx 原发肿瘤无法评估

T0 无原发肿瘤的证据

Tis 原位癌：上皮内肿瘤，未侵及固有层，高度不典型增生

T1 肿瘤侵犯固有层、黏膜肌层或黏膜下层

T1a 肿瘤侵犯固有层或黏膜肌层

T1b 肿瘤侵犯黏膜下层

T2 肿瘤侵犯固有肌层*

T3 肿瘤穿透浆膜下结缔组织，尚未侵犯脏层腹膜或邻近结构** ***

T4 肿瘤侵犯浆膜（脏层腹膜）或邻近结构** ***

T4a 肿瘤侵犯浆膜（脏层腹膜）

T4b 肿瘤侵犯邻近结构

区域淋巴结（N）

Nx 区域淋巴结无法评估

N0 区域淋巴结无转移

N1 1～2 个区域淋巴结转移

N2 3～6 个区域淋巴结转移

N3 7 个或 7 个以上区域淋巴结转移

N3a 7～15 个淋巴结转移

N3b 16 个或 16 个以上区域淋巴结转

远处转移（M）

M0 无远处转移

M1 有远处转移

---

*肿瘤可以穿透固有肌层达肝胃韧带或胃结肠韧带或大小网膜，但未穿透覆盖这些结构的脏层腹膜，这种情况下原发肿瘤的分期为T3；如果肿瘤穿透覆盖胃韧带或网膜的脏层腹膜，则应当被分为 T4 期。

* *胃的邻近结构包括脾、横结肠、肝、膈肌、胰腺、腹壁、肾上腺、肾脏、小肠及后腹膜。

* * *经胃壁内扩展至食管或十二指肠的肿瘤不考虑为侵犯邻近结构，而是应用这些部位的最大浸润深度进行分期。

表 15-2   胃癌临床分期（cTNM）

0 期	Tis	N0	M0
Ⅰ 期	T1	N0	M0
	T2	N0	M0
ⅡA 期	T1	N1～3	M0
	T2	N1～3	M0
ⅡB 期	T3	N0	M0
	T4a	N0	M0
Ⅲ 期	T3	N1～3	M0
	T4a	N1～3	M0
ⅣA 期	T4b	任何 N	M0
ⅣB 期	任何 T	任何 N	M1

表 15-3   胃癌病理分期（pTNM）

0 期	Tis	N0	M0
ⅠA 期	T1	N0	M0
ⅠB 期	T1	N1	M0
	T2	N0	M0
ⅡA 期	T1	N2	M0
	T2	N1	M0
	T3	N0	M0
ⅡB 期	T1	N3a	M0
	T2	N2	M0
	T3	N1	M0
	T4a	N0	M0
ⅢA 期	T2	N3a	M0
	T3	N2	M0
	T4a	N1/2	M0
	T4b	N0	M0
ⅢB 期	T1/2	N3b	M0
	T3/4a	N3a	M0
	T4b	N1/2	M0
ⅢC 期	T3/4a	N3b	M0
	T4b	N3a/3b	M0
	任何 T	任何 N	M1

表 15 - 4   **胃癌新辅助治疗后分期（ypTNM）**

0 期	Tis	N0	M0
Ⅰ期	T1	N0~1	M0
	T2	N0	M0
Ⅱ期	T1	N2～3	M0
	T2	N1V2	M0
	T3	N0～1	M0
	T4a	N0	M0
Ⅲ期	T2	N3	M0
	T3	N2～3	M0
	T4a	N1～3	M0
	T4b	N0～3	M0
Ⅳ期	任何 T	任何 N	M1

二、放射治疗

（一）适应证

1. 无远处转移的局部晚期胃癌，且患者一般情况允许，可予以术前同步放化疗。

2. D0～D1 切除术后病理分期为 T3、T4 或 N＋患者需术后同步放化疗。

3. 标准 D2 根治术后 N＋患者，送检淋巴结少于 15 个者，尤其淋巴结转移比率高者，可考虑需术后同步放化疗。

4. 术后有肿瘤残存病例（R1 或 R2），只要没有远处转移均应给予术后同步放化疗。

5. 术后局部复发病例如果无法再次手术，之前未曾行放射治疗，身体状况允许，可考虑同步放化疗；放化疗后 4～6 周评价疗效，争取再次手术，如无法手术建议局部提高剂量放射治疗并配合辅助化学治疗。

6. 不可手术的晚期胃癌出现呕血、便血、吞咽不顺、腹痛、骨或其他部位转移灶引起疼痛，严重影响患者生活质量时，如果患者身体状况允许，可予以姑息性同步放化疗或单纯放射治疗。

（二）靶区勾画及处方剂量

1. **胃的淋巴引流**（图 15 - 1）

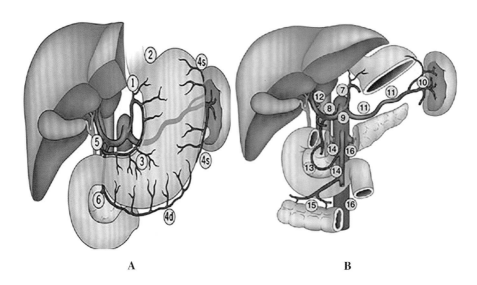

A   B

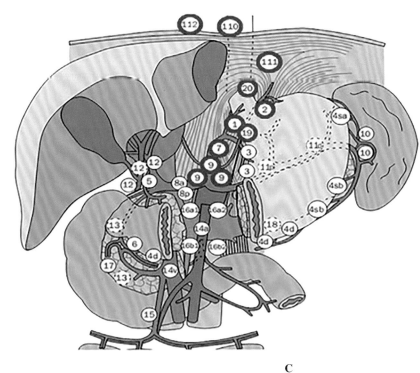

110：下胸部食管旁淋巴结
111：膈上淋巴结
112：后下纵隔淋巴结
19：隔下淋巴结
20：食管膈裂淋巴结

C
图 15‑1 胃的淋巴引流

　　1区：贲门右淋巴结；2区：贲门左淋巴结；3区：小弯淋巴结；4区：大弯淋巴结，分为2个亚区，沿胃网膜右动脉分布者为4d，位于胃短动脉近胃壁者和沿胃网膜左动脉分布者为4s；5区：幽门上淋巴结；6区：幽门下淋巴结；7区：胃左动脉干淋巴结；8区：肝总动脉干淋巴结，位于肝总动脉前面与上缘的淋巴结8a，其后面者称8p；9区：腹腔干周围的淋巴结；10区：脾门淋巴结；11区：脾动脉干淋巴结，沿脾动脉干分布的淋巴结以脾动脉起点到胰尾末梢中点为界分为近侧组11p和远侧组11d；12区：肝十二指肠韧带内淋巴结，沿肝动脉分布者为（12a），沿胆管分布者为（12b），沿门静脉分布者为（12p），位于胆囊管部者为（12c），位于肝门部者为（12h）；13区：胰头后淋巴结；14区：肠系膜血管根部淋巴结；15区：结肠中动脉周围淋巴结；16区：腹主动脉周围淋巴结，以左肾静脉下缘为界分为上、下（a、b）区，以腹腔干上缘和肠系膜下动脉上缘分为a1、a2和b1、b2；17区：胰头前淋巴结；18区：胰下淋巴结，位于胰体尾交界部下缘；19区：膈肌下淋巴结，位于膈肌腹侧面沿膈下动脉分布；20区：食管裂孔部淋巴结，位于膈肌食管裂孔部

2. 术后放射治疗靶区勾画建议

（1）CTV靶区勾画一般原则（表15‑5）：

表15‑5　　　　　　　　　　　　胃癌术后CTV靶区勾画一般原则

靶　区	定义和描述
十二指肠残端	在行胃部分切除术后的远端1/3肿瘤患者中应包括在内；在行全胃切除的近端/贲门肿瘤患者中不必包括
吻合口	胃空肠吻合（部分胃切除）和食管空肠吻合（全胃切除）应包括在内
主动脉旁淋巴结	照射范围内需包括（长度与CTV相同）
食管旁淋巴结	对于胃食管结合部癌，包括3～5 cm长食管

（2）胃食管结合部癌CTV勾画原则（表15‑6）：

表 15 - 6　　　　　　　　　　　　　　胃癌术后 CTV 靶区勾画一般原则

分期 \ 范围	残胃	瘤床（参考术前影像）	淋巴引流区
T3N0	可选，若病理证实切缘＞5 cm可不选	照射，左侧横膈中部；毗邻的胰体	1、2、3、4s、7、9、11p、19、20；照射范围内食管周围 LN
T4aN0	可选，若病理证实切缘＞5 cm可不选	照射，左侧横膈中部；毗邻的胰体	T3N0
T4bN0	照射	T4aN0 中病灶体积、外侵部位加 3～5 cm 边界	T3N0
T1～3N+	照射	T1～2 可不包括，T3 同上	T3N0
T4a/bN+	照射	同 T4a/bN0	T3N0

（3）近端 1/3 胃癌 CTV 勾画原则（表 15 - 7）：

表 15 - 7　　　　　　　　　　　　　　近端 1/3 胃癌 CTV 勾画原则

分期 \ 范围	残胃	瘤床（参考术前影像）	淋巴引流区
T3N0	可选，若病理证实切缘＞5 cm可不选	照射，左侧横膈中部；毗邻的胰体（±胰尾）	1～4 组，7～12 组；照射范围内腹主动脉周围 LN
T4aN0	可选，若病理证实切缘＞5 cm可不选	照射，左侧横膈中部；毗邻的胰体（±胰尾）	T3N0
T4bN0	照射	T4aN0 中病灶体积、外侵部位加 3～5 cm 边界	T3N0
T1～3N+	照射	T1～2 可不包括，T3 同上	T3N0
T4a/bN+	照射	同 T4a/bN0	T3N0

（4）胃体、中 1/3 胃癌 CTV 勾画原则（表 15 - 8）：

表 15 - 8　　　　　　　　　　　　　　胃体、中 1/3 胃癌 CTV 勾画原则

分期 \ 范围	残胃	瘤床（参考术前影像）	淋巴引流区
T3N0	可选，若病理证实切缘＞5 cm可不选	照射，包括胰体（±胰尾）	1～13 组；照射范围内腹主动脉周围 LN
T4aN0	可选，若病理证实切缘＞5 cm可不选	照射，包括胰体（±胰尾）	T3N0
T4bN0	照射	T4aN0 中病灶体积、外侵部位加 3～5 cm 边界	T3N0
T1～3N+	照射	T1～2 可不包括，T3 同 T4bN0	T3N0
T4a/bN+	照射	同 T4a/bN0	T3N0

（5）远端 1/3 胃癌 CTV 勾画原则（表 15-9）：

表 15-9　　　　　　　　　　　　远端 1/3 胃癌 CTV 勾画原则

分期 \ 范围	残胃	瘤床（参考术前影像）	淋巴引流区
T3N0	照射	照射，胰头（±胰体），十二指肠一、二段	3～9 组；11～13 组，照射范围内腹主动脉周围 LN
T4aN0	照射	照射，胰头（±胰体），十二指肠一、二段	T3N0
T4bN0	照射	T4aN0 中病灶体积、外侵部位加 3～5 cm 边界	T3N0
T1～3N+	照射	T1～2 可不包括，T3 同 T4bN0	T3N0
T4a/bN+	照射	同 T4a/bN0	T3N0

3. 处方剂量

（1）术前：①GTV，GTVtumor＋GTVnodal；②CTV，CTVtumor＋CTVnodal＋CTVelective；③CTVtumor，GTVtumor＋1.5～2 cm；④CTVnodal，GTVnodal＋0.5 cm；⑤CTVelective，勾画相应血管，再外扩 0.5 cm；⑥PTV45，在 CTV 的基础上前后左右方向外扩 1.0～1.5 cm，上下方向外扩 1.5～2 cm，1.8 Gy/次，45 Gy/25 次。

（2）术后：①CTV，CTVremnant＋CTVbed＋CTVelective；②CTVelective，勾画相应血管，再外扩 0.5 cm；③CTVresidual，勾画银夹示残留区域/手术记录 R1 和 R2 区域；④PTV45，在 CTV 的基础上前后左右方向外扩 1.0～1.5 cm，上下方向外扩 1.5～2 cm，1.8 Gy/次，45 Gy/25 次；⑤PTV50.4/PTV54，在 CTVresidual 基础上外扩 1.5～2.0 cm，1.8 Gy/次，50.4 Gy/28 次，或 54 Gy/30 次。

注：CTVremnant＝CTV 残胃；CTVbed＝CTV 瘤床；CTVelective＝CTV 淋巴引流区。

4. 危及器官限量

（1）脊髓：$D_{max} \leqslant 45$ Gy，在接受奥沙利铂化学治疗后，D_{max} 40 Gy。

（2）肝脏：V30≤33%，D_{mean} 小于 25 Gy。

（3）肾脏：V20≤20%，双肾平均剂量＜18 Gy（两侧肾脏分开评估）。

（4）心脏：V30＜30%，D_{mean}＜30 Gy。

5. 注意事项

（1）尽量采用调强放射治疗技术。

（2）术前放射治疗照射范围参考术后放射治疗范围，且需有明确的病理诊断。

（3）术前放射治疗完成 4～6 周后再手术；术后放射治疗尽量在手术结束后 3 个月内开始。

（4）放射治疗期间注意抑酸、止吐、保护胃黏膜治疗及补充维生素、铁剂等营养支持治疗；若患者营养评分＞3 分，建议请营养师会诊指导营养治疗。

（5）同步化疗方案推荐：氟尿嘧啶 200～250 mg/m²，24 小时持续静脉泵入，每周一至周五；卡培他滨 625～825 mg/m²，每天 2 次，每周一至周五或每周一至周日。

（三）远端胃癌术后靶区勾画举例（图 15-2）

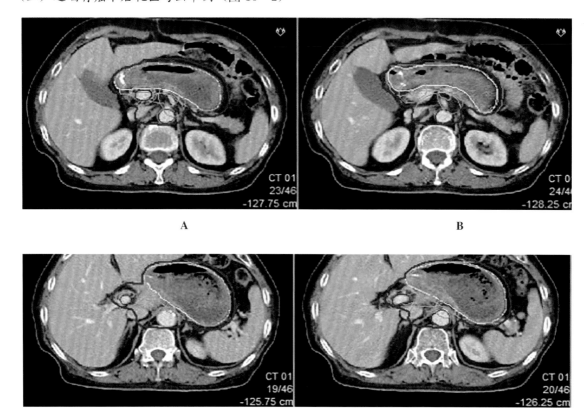

图 15-2　远端胃癌术后靶区勾画举例

红色为最后融合 CTV，其余靶区为淋巴引流区

〔刘　科　鲁琼辉　黄再捷　朱苏雨〕

第十六章　直肠癌

一、分期（表 16 - 1、表 16 - 2）

表 16 - 1　　　　　　　　　　　　**直肠癌 AJCC 分期（第 8 版）（一）**

原发肿瘤（T）

Tx　原发肿瘤无法评价

T0　无原发肿瘤证据

Tis　原位癌：黏膜内癌（侵犯固有层，未侵透黏膜肌层）

T1　肿瘤侵犯黏膜下（侵透黏膜肌层，但未侵入固有肌层）

T2　肿瘤侵犯固有肌层

T3　肿瘤穿透固有肌层未穿透腹膜脏层到达结直肠旁组织

T4　肿瘤侵犯腹膜脏层或侵犯或粘连于临近器官或结构

　T4a　肿瘤侵犯腹膜脏层（包括大体肠管通过肿瘤穿孔和肿瘤通过炎性区域连续浸润腹膜脏层表面）

　T4b　肿瘤直接侵犯或粘连于其他器官或结构

区域淋巴结（N）

Nx　区域淋巴结无法评价

N0　无区域淋巴结转移

N1　1～3 枚区域淋巴结转移（淋巴结内肿瘤最大直径≥0.2 mm），或存在任何数量的肿瘤结节并且
　　所有可辨识的淋巴结无转移

　N1a　1 枚区域淋巴结转移

　N1b　2～3 枚区域淋巴结转移

　N1c　无区域淋巴结转移，但有肿瘤结节存在于浆膜下、肠系膜或无腹膜覆盖的结肠旁，或直肠旁
　　　及直肠系膜组织

N2　4 枚以上区域淋巴结转移

　N2a　4～6 枚区域淋巴结转移

　N2b　7 枚及以上区域淋巴结转移

远处转移（M）

M0　无远处转移

M1　转移至一个或更远处的部位或器官，或腹膜转移被证实

　M1a　转移至一个部位或器官，无腹膜转移

　M1b　转移至两个或更多部位或器官，无腹膜转移

　M1c　仅转移至腹膜表面或伴其他部位或器官转移

a. cTNM 是临床分期。

b. pTNM 是病理分期。

c. 前缀 y 用于接受新辅助治疗后的肿瘤分期（如 ypTNM），病理学完全缓解的患者分期为 ypT0N0cM0，可能类似于 0 期或 I 期。

d. 前缀 r 用于经治疗获得一段无瘤间期后复发的患者（rTNM）。

表 16 - 2   直肠癌 AJCC 分期（第 8 版）（二）

期别		T	N	M	Dukes	MAC
0		Tis	N0	M0	—	—
I		T1	0	0	A	A
		T2	0	0	A	B1
II	A	T3	0	0	B	B2
	B	T4a	0	0	B	B2
	C	T4b	0	0	B	B2
III	A	T1～T2	N1/N1c	M0	C	C1
		T1	N2a	M0	C	C1
	B	T3～T4a	N1/N1c	M0	C	C2
		T2～T3	N2a	M0	C	C1/C2
		T1～T2	N2b	M0	C	C1
	C	T4a	N2a	M0	C	C2
		T3～T4a	N2b	M0	C	C2
		T4b	N1～N2	M0	C	C3
IV	A	任何 T	任何 N	M1a	—	—
	B	任何 T	任何 N	M1b	—	—
	C	任何 T	任何 N	M1c	—	—

二、放射治疗

（一）适应证

1. 放射治疗主要用于中、下段（≤12 cm）可手术切除直肠癌患者的 T3～T4 或 T1～4N＋M0 术前、术后辅助治疗。

2. 不可手术的局部晚期直肠癌患者的根治性治疗。吻合口复发的术前治疗或根治性治疗。

3. 盆腔复发的术前或根治性治疗。

4. 腹膜后和盆腔淋巴结转移、骨转移等的放射治疗。

（二）治疗原则

1. 推荐氟尿嘧啶或氟尿嘧啶类似物为基础方案的同步放化疗。

2. 放射治疗可采用三维适形调强放射治疗。

3. 术后辅助治疗病例推荐先行同步放化疗再行辅助化学治疗或先行 1～2 周期辅助化学治疗、同步放化疗再辅助化学治疗的夹心治疗模式，放射治疗最好不超过术后 3 个月开始，最迟不超过术后 6 个月开始。

4. 术前放化疗病例应在明确病理诊断后进行。

（三）治疗方案

1. 术前同步放化疗：推荐行氟尿嘧啶同步放化疗或卡培他滨同步放化疗。照射范围应包括肿瘤以及区域淋巴结引流区域。照射剂量 DT45～50.4 Gy/［（25～28）F·（5～5.5）W］，可选择性局部加量 5.4 Gy/3F（环周切缘阳性或 T4b），或采用调强放射治疗技术同步推量给予到相当的照射剂量。

2. 术后放化疗：术后化学治疗推荐行氟尿嘧啶或卡培他滨，照射范围为瘤床、吻合口及区域淋巴结引流区，剂量同术前放化疗。放射治疗最好在术后 3 个月内开始。

3. 局部不可切除的肿瘤，应先行氟尿嘧啶同步放化疗或卡培他滨同步放化疗，照射范围和剂量同术前放射治疗，然后评价可切除性，若仍不可切除，应加量同步放化疗，肿瘤局部剂量可加到 60～70 Gy。

4. 复发性直肠癌　吻合口复发，若复发病灶不可切除，且既往未行盆腔放射治疗，可行同步放化疗（剂量同术前放化疗），再评估手术可能性。若不可切除，肿瘤局部剂量可加到 60 Gy。

5. 盆腔复发，若既往未行盆腔放射治疗，可给局部扩大野照射 DT45～50 Gy 后，评估是否能够手术，如不能手术，复发灶局部加量照射至 60～70 Gy。放射治疗期间可同期化学治疗。

（四）盆腔的淋巴引流区范围

1. 腹部骶前区

（1）上界：腹主动脉分叉为左右髂总动脉处或该区域内转移淋巴结上方至少 0.5 cm。

（2）下界：骶岬。

（3）前界：腰椎前方 1 cm，髂总血管前 1 cm。

（4）后界：腰椎前缘。

（5）内侧界：无。

（6）外侧界：髂总血管外侧外 0.7～1 cm。

2. 盆腔骶前区（图 16-1）

（1）上界：髂总动脉分叉为髂内、外动脉处/骶岬。

（2）下界：肛提肌插入外括约肌处/直肠周围系膜脂肪组织消失处，相当于尾骨尖水平。

（3）前界：腰椎前方 1 cm/骶骨尾骨前方 1 cm/直肠系膜筋膜后缘。

（4）后界：腰椎前缘/骶骨尾骨前缘。

（5）内侧界：无。

（6）外侧界：骶髂关节/髂肌内缘。

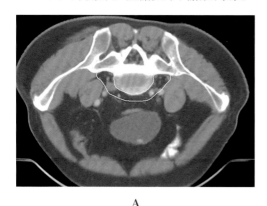

A

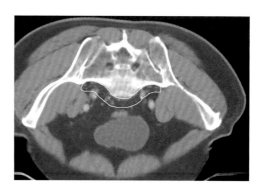

B

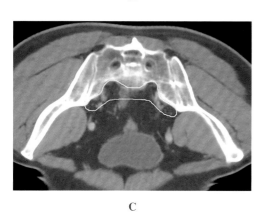

C

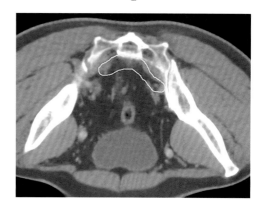

D

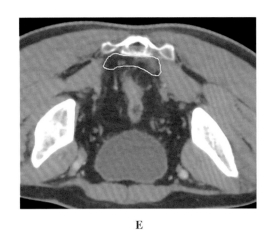

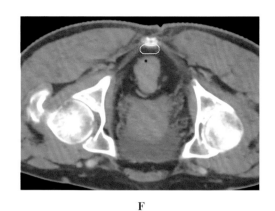

E   F

图 16-1 盆腔骶前淋巴引流区勾画示例

3. 髂内淋巴结区（图 16-2）

（1）上界：髂总动脉分叉为髂内、外动脉处。

（2）下界：肛提肌插入外括约肌处/骨盆底。

（3）前界：上为血管外 0.7 cm；中为输尿管进入膀胱的虚拟冠状平面，髂外血管上段的后方；下为闭孔内肌后缘。

（4）后界：骶髂关节外侧缘。

（5）内侧界：①上，血管周围 0.7 cm（直肠系膜以上），不必避开正常解剖结构；②中/下，直肠系膜筋膜，盆腔器官。

（6）外侧界：①上，髂腰肌，骨盆；②中/下，盆壁肌肉（梨状肌和闭孔内肌）的内侧缘。

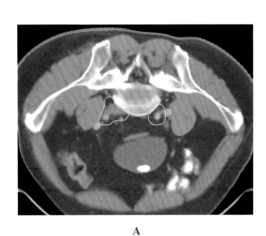

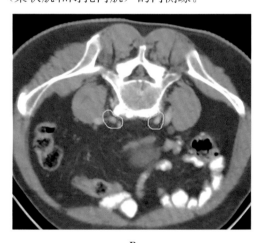

A   B

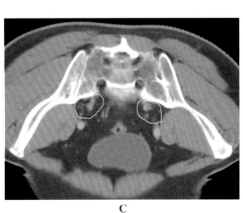

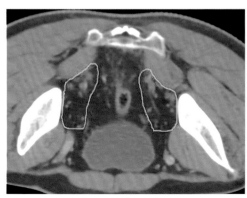

C   D

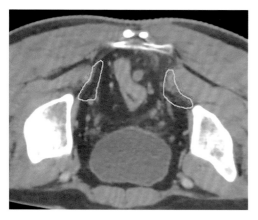

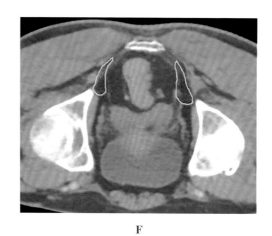

E

F

图 16 - 2　髂内淋巴结区勾画示例

4. 髂外淋巴结区（图 16 - 3）

（1）上界：髂总动脉分叉为髂内、外动脉处。

（2）下界：旋髂深动脉与髂外动脉交叉处或者髋臼顶部与耻骨上支连接之处。

（3）前界：血管前方 0.7 cm，髂腰肌前外侧 1.5 cm。

（4）后界：髂外静脉后缘。

（5）内侧界：血管内侧 0.7 cm，避开盆腔器官。

（6）外侧界：髂腰肌。

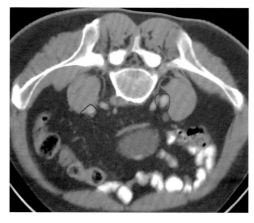

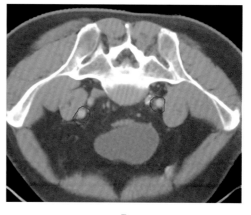

A

B

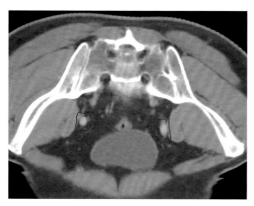

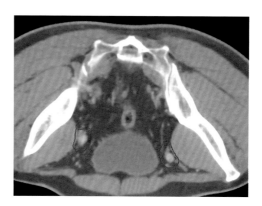

C

D

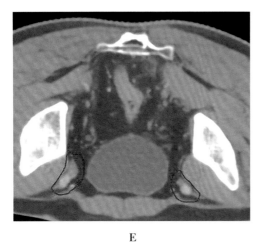

E

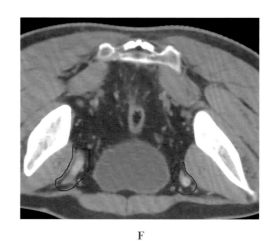

F

图 16-3　髂外淋巴结区勾画示例

5. 闭孔淋巴结区（图 16-4）

（1）上界：股骨头顶。

（2）下界：闭孔动脉离开骨盆层面。

（3）前界：①中，髂外血管后壁；②下，当髂外血管离开骨盆或闭孔动脉前缘。

（4）后界：闭孔内肌后缘或髂内淋巴结区前缘。

（5）内侧界：直肠系膜筋膜，盆腔器官。

（6）外侧界：闭孔内肌的内侧缘。

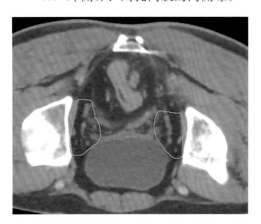

A

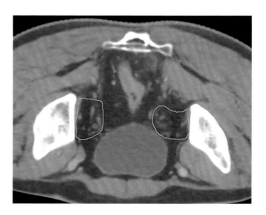

B

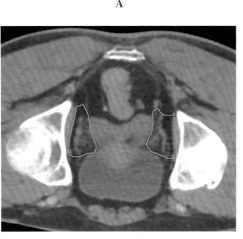

C

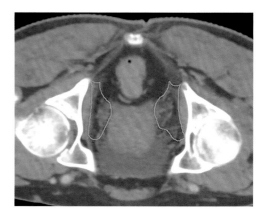

D

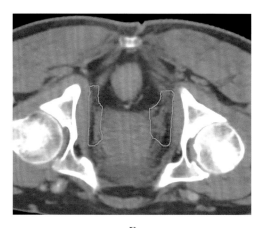

E

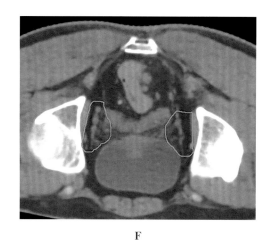

F

图 16 - 4　闭孔淋巴结勾画示例

6. 直肠系膜区（图 16 - 5）

（1）上界：肠系膜下动脉分叉为乙状结肠动脉与直肠上动脉处/直乙交界。

（2）下界：肛提肌插入外括约肌处/直肠周围系膜脂肪组织消失处。

（3）前界：①上，直肠上动脉前缘扩 0.7 cm；②中/下，直肠系膜筋膜，前方盆腔器官的后界。

（4）后界：盆腔骶前区的前界。

（5）内侧界：无。

（6）外侧界：①上，侧方、髂外淋巴结区的内侧；②中，直肠系膜筋膜，侧方淋巴结区的内侧；③下，肛提肌内侧缘。

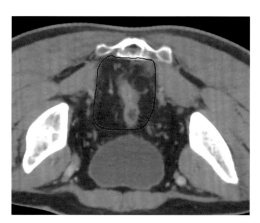

A

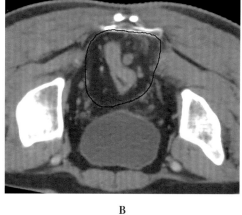

B

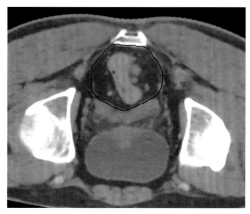

C

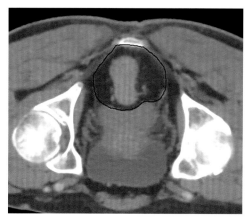

D

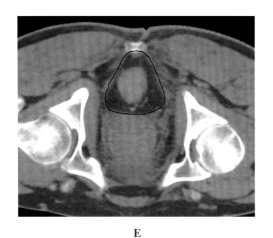

E

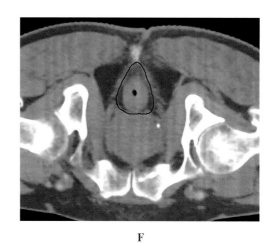

F

图 16 - 5　直肠系膜勾画示例

7. 腹股沟淋巴结区（图 16 - 6）

（1）上界：旋髂深静脉与髂外动脉交叉处或者髋臼顶部与耻骨上支连接之处。

（2）下界：大隐静脉汇入股静脉处/坐骨结节下缘。

（3）前界：腹股沟血管周围向前至少 2 cm，包括所有可见的淋巴结。

（4）后界：由髂腰肌、耻骨肌和长收肌围成的肌三角。

（5）内侧界：腹股沟血管周围至少 1～2 cm，包括所有可见的淋巴结。

（6）外侧界：缝匠肌或髂腰肌内侧缘。

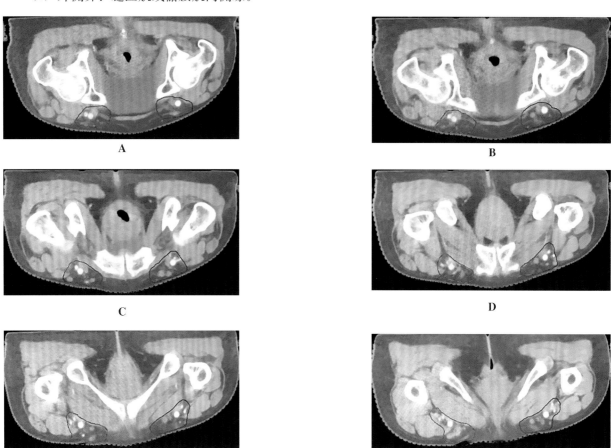

图 16 - 6　腹股沟淋巴结区勾画示例

8. 坐骨直肠窝（图 16 - 7）

（1）上界：下阴部动脉离开盆腔处（坐骨结节、闭孔内肌、臀大肌）。

（2）下界：肛门括约肌复合体下缘和坐骨结节的虚拟斜面。

（3）前界：腹肌沟血管周围向前至少 2 cm，包括所有可见的淋巴结。

（4）后界：由髂腰肌、耻骨肌和长收肌围成的肌三角。

（5）内侧界：肛提肌。

（6）外侧界：坐骨结节、闭孔内肌、臀大肌。

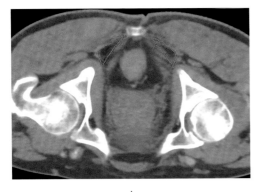
A

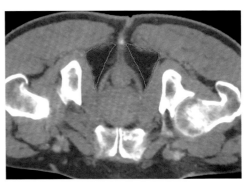
B

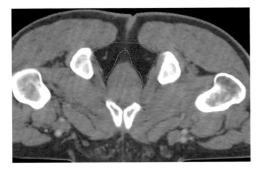
C

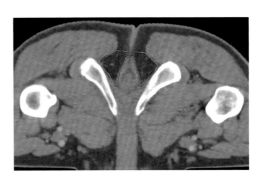
D

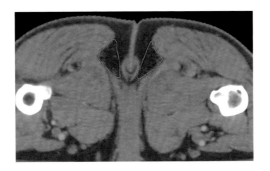
E

图 16 - 7　坐骨直肠窝勾画示例

9. 肛门括约肌复合体（图 16 - 8）

（1）上界：肛提肌插入肛门外括约肌处/直肠肛管交界处。

（2）下界：放松位的肛门缘。

（3）前界、后界、内侧界、外侧界。肛门外括约肌围成。

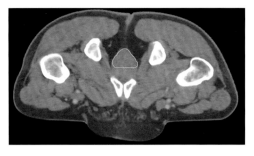
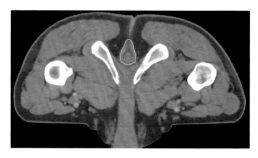

A   B

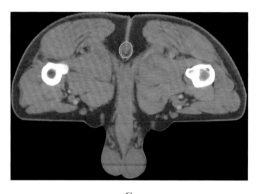

C

图 16－8　肛门括约肌复合体勾画示例

（五）CT 模拟定位

1. 定位前准备　定位前 1 小时排空膀胱，饮水 500～800 ml（含造影剂泛影葡胺 20 ml），充盈膀胱并显影小肠。

2. 定位步骤　①俯卧位，身下垫有孔腹部固定板（图 16－9），双臂前伸。②肛门口放置铅点（Mile 术后患者将铅丝放于手术瘢痕最低点），女性患者可内置阴道栓。③热塑体膜固定（约背部至臀部以下）。④待热塑体膜成形后，激光灯下于体后正中和两侧分别置铅点（约在盆腔中心层面）。⑤碘造影剂血管增强。有造影剂过敏、高龄、严重并发症等不适合增强患者，仅行平扫。⑥扫描范围，上界腰1 水平，下界至股骨上中 1/3，层厚 5 mm。

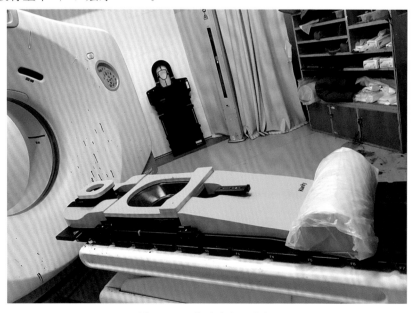

图 16－9　有孔腹部固定板

（六）术前放射治疗靶区的勾画

1. GTV　包含肠镜以及直肠 MRI/盆腔 CT 显示的直肠肿瘤、肠壁 EMVI（壁外受侵血管）（图 16 - 10）。

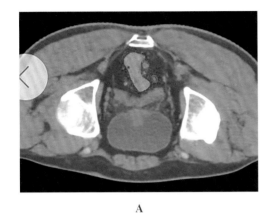

A

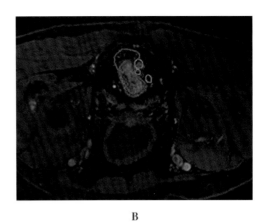

B

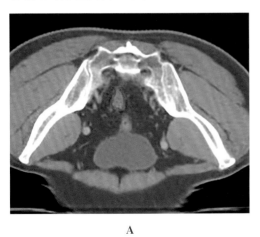

C

图 16 - 10　盆腔 CT 及直肠 MRI 显示的 GTV

2. GTVnd　包含直肠 MRI/盆腔 CT 显示的直肠系膜区、骶前区、髂总、髂内、闭孔以及髂外转移淋巴结和癌结节（图 16 - 11）。

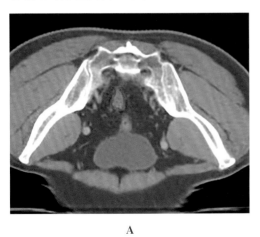

A

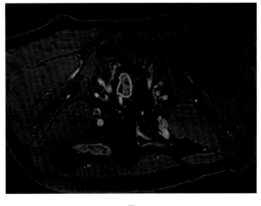

B

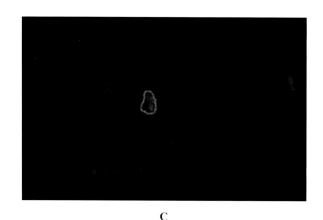

C

图 16 - 11　盆腔 CT 及直肠 MRI 显示的 GTVnd

3. CTVp　特指原发灶的 CTV，包括原发灶头脚方向外扩 2 cm 的范围。

CTVp 的定义：

（1）对 T4b 侵犯前列腺/精囊者，CTV 亦要包括受侵前列腺/精囊外扩 1～2 cm 范围。

（2）对 T4b 侵犯子宫/阴道/膀胱者，CTV 要包括受侵的子宫/阴道/膀胱并外扩 1～2 cm 范围，同时要考虑上述器官动度和形变，给予适当外扩形成 ITV。

（3）对 T4b 合并直肠膀胱瘘/直肠阴道瘘者以及穿透肛门外括约肌侵犯到坐骨直肠窝者，CTV 要包括整个膀胱/阴道/同侧坐骨直肠窝。

（4）保证影像诊断准确的前提下，MRF（一）并且 N0，CTV 上界为直肠上动脉分叉为更细血管处或 S1～S2 间隙水平（3 级证据）。

（5）直肠前位器官明确受侵 T4b 需预防照射髂外淋巴引流区，仅肛提肌受侵或 T4a 者不包括（3 级证据）。

（6）肿瘤明确侵犯坐骨直肠窝/肛门外括约肌/肛提肌者需要照射坐骨直肠窝（1 级证据）。

（7）CTV 包括受侵部分坐骨直肠窝（GTV 外扩 1 cm）、未受累对侧坐骨直肠窝可以不包括（2B 级证据）。

（8）肿瘤侵犯肛管/肛提肌/坐骨直肠窝/精囊/前列腺/膀胱/子宫，不常规预防照射腹股沟淋巴瘤引流区（2A 级证据）。

（9）肛门周围皮肤或下 1/3 阴道受侵，可考虑预防性照射腹股沟淋巴引流区（2B 级证据）（表 16 - 3）。

表 16 - 3　　　　　　　　　　　根据直肠癌 T/N 分期和位置的 CTV 勾画建议

	PS	M	LLNP	LLN A	EI	SC	IRF	IN
cT3N0，高位	+	+	+					
cT3N0，中低位 *	+	+	+			+（肛管受侵）	***	
任何 T，直肠系膜/骶前淋巴结转移	+	+	+	+		+（肛管受侵）	***	****
任何 T，髂内淋巴结转移	+	+	+			+（肛管受侵）	***	****
任何 T，闭内淋巴结转移	+	+	+	+		+（肛管受侵）	***	****
cT4，前盆腔器官受侵**	+	+	+		+	+（肛管受侵）	***	****

注：PS，盆腔骶前区；M，直肠系膜区；LLNP，髂内淋巴引流区；LLN A，闭孔淋巴引流区；EI，髂外淋巴引流区；SC，肛门括约肌复合体；IRF，坐骨直肠窝；IN，腹股沟淋巴引流区。

4. 计划靶区（PTV）　　CTVp 和 CTV 左右、腹背方向外扩 0.7～1.0 cm，头脚方向外扩 1 cm，不包括皮肤，三维外扩。

5. 照射技术及剂量　采用三维适形调强放射治疗。

6. 处方剂量　95%PTV 45～50.4 Gy/25～28f，每周 5 次，共 5 周完成。

（七）术后放射治疗靶区的勾画

1. 临床靶区（CTV）　瘤床、吻合口（Dixon 术）、会阴瘢痕（Mile 术）、术后高危淋巴结引流区及高危复发区（参照术前放射治疗改区域的定义）。具体范围如表 16-4 所示。

表 16-4　　　　　　　　　　　　　　直肠癌术后放射治疗 CTV 定义

	Dixon 术后	Mile 术后
吻合口/会阴瘢痕	＋（吻合口）	＋（会阴瘢痕）
瘤床	＋	＋
骶前区＋直肠系膜区＋髂内淋巴引流区	＋	＋
闭孔淋巴引流区	＋	＋
髂外淋巴引流区	－	－
腹股沟淋巴引流区	－	－
坐骨直肠窝	＋（肿瘤中心距肛门缘 6 cm 以内）	＋
肛门括约肌复合体		已切除

直肠癌术后病理诊断为中低位 pT3N0 者，CTV 上界可下降至 S1～S2 间隙水平（3 级证据）。

2. 计划靶区（PTV）　CTV 腹背方向外扩 0.7～1.0 cm，头脚方向外扩 1 cm，三维外扩。

3. 照射技术　可采用三维调强放射治疗。

4. 处方剂量　照射剂量为 DT50 Gy/［（25～28）F·（5～5.5 w）］。可照射 45 Gy 后考虑瘤床和吻合口两端 2 cm 范围追加剂量 5.4～9 Gy/3～5f。

（八）同步化学治疗方案

推荐单药氟尿嘧啶或氟尿嘧啶类似物卡培他滨为基础方案的同步放化疗。

1. 放射治疗＋氟尿嘧啶持续静脉滴注（首选推荐）　氟尿嘧啶 225 mg/（m² · d），持续静脉滴注，5 d/w 或 7 d/w，放射治疗日或放射治疗第 1 天至最后 1 天。

2. 放射治疗＋卡培他滨（首选推荐）　卡培他滨 825 mg/m²，每天 2 次，5 d/w，口服，放射治疗日卡培他滨口服临床运用更方便。

3. 放射治疗＋氟尿嘧啶/亚叶酸钙　氟尿嘧啶 400 mg/（m² · d），静脉注射，1～4 d/放射治疗的第 1 周和第 5 周；亚叶酸钙 20 mg/（m² · d），静脉注射，1～4 d/放射治疗的第 1 周和第 5 周。

（九）危及器官勾画

直肠癌危及器官勾画如表 16-5、图 16-12、图 16-3 所示。

表 16-5　　　　　　　　　　　　　　直肠癌危及器官勾画建议

勾画颜色		勾画建议
小肠	深蓝色	小肠：为与结肠区别，可口服对比剂进行区分（推荐扫描前 60 分钟喝含口服造影剂饮用水 500～800 ml）。勾画对比剂显示环形的小肠部分，至 PTV 上 1 cm，在 CTV 里面的小肠也应该勾画

续表

勾画颜色		勾画建议
结肠	鹅黄色	勾画乙状结肠以上的结肠，至 PTV 上 1 cm，通常直肠/直肠、乙肠交界的 CT 轴位为圆形或椭圆形，乙状结肠/结肠为非圆形或非椭圆形，并且肠管道内含气。在 CTV 里面的结肠也应该勾画，但直肠和大部分直肠、乙肠交界肠道不应视为危及器官
膀胱	橙色	需要勾画从底部至顶部的全部膀胱
股骨头	左侧（红色）右侧（绿色）	需要勾画双侧股骨头和近端股骨，在骨窗条件下勾画股骨头、股骨颈、大转子、小转子，最低至坐骨结节下缘
会阴	淡蓝色	从耻骨联合上缘往下勾画 男性：阴茎、阴囊、耻骨联合前的皮肤和脂肪 女性：阴蒂、大小阴唇、耻骨联合前的皮肤和脂肪

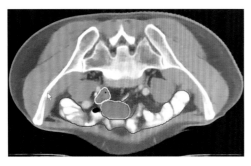

A

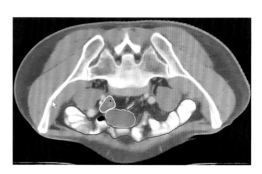

B

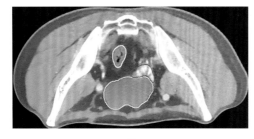

C

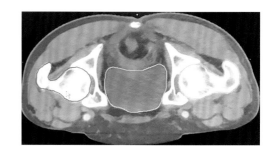

D

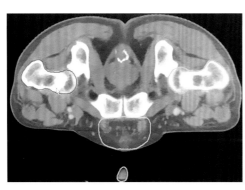

E

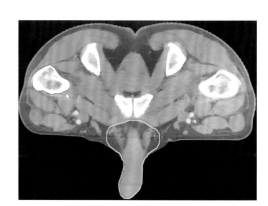

F

图 16-12　直肠癌危及器官勾画示例（男性）

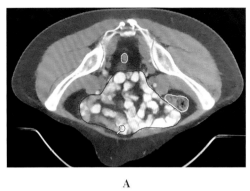

A

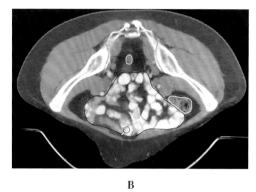

B

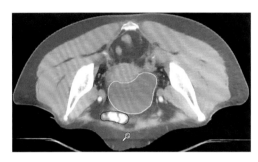

C

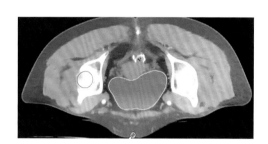

D

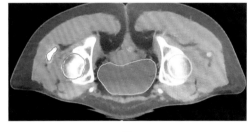

E

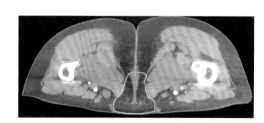

F

图 16 - 13　直肠癌危及器官勾画示例（女性）

（十）危及器官剂量限制（表 16 - 6）

表 16 - 6　　　　　　　　　　　　　危及器官剂量限制

小肠	>35 Gy 的小肠体积≤180 cm³
	>40 Gy 的小肠体积≤100 cm³
	>45 Gy 的小肠体积≤65 cm³
	D_{max}<50 Gy
结肠	同小肠
膀胱	50%膀胱体积的照射剂量<50 Gy
股骨头	照射>50 Gy 的股骨头体积<5%
外阴	照射>40 Gy 的外阴体积<5%
	照射>30 Gy 的外阴体积<35%
	照射>20 Gy 的外阴体积<50%

〔周菊梅　朱苏雨〕

第十七章　肝　癌

一、分期

（一）巴塞罗那分期系统（Barcelona Clinic Liver Cancer，BCLC）

BCLC 是一种肝癌临床分期系统，这种系统的引入将有助于评估患者的患病情况，提供准确治疗方案和预测患者预后。BCLC 主要包含了 4 类预后因素：①患者的一般状态；②肿瘤的状态；③肝功能状态；④可供选择的治疗方法（表 17-1）。

表 17-1　　　　　　　　　　　　　　　　　肝癌 BCLC 定义

BCLC 分期	行为状态	肿瘤状态	肝功能状态	治疗方法
0（最早期）	0	单个≤2 cm	胆红素正常，无门静脉高压	肝切除术
A（早期）				
A1	0	单个	胆红素正常，无门静脉高压	肝切除术
A2	0	单个	胆红素正常，有门静脉高压	LT/PEI/RF
A3	0	单个	胆红素不正常，有门静脉高压	LT/PEI/RF
A4	0	3 个肿瘤都≤3 cm	Child-Pugh A-B	LT/PEI/RF
B（中期）	0	多个	Child-Pugh A-B	TACE
C（晚期）	1～2	血管侵犯或转移	Child-Pugh A-B	新药物治疗
D（终末期）	3～4	任何肿瘤	Child-Pugh C	对症治疗

注：LT，肝移植；PEI，无水乙醇注射；RF，射频消融；TACE，肝动脉栓塞化疗。

（二）中国肝细胞肝癌的分期标准（表 17-2）

表 17-2　　　　　　　　　　　　　　　中国肝细胞肝癌分期

Ⅰa	单个肿瘤最大直径≤3 cm，无癌栓、腹腔淋巴结及远处转移；肝功能分级 Child A
Ⅰb	单个或两个肿瘤最大直径之和≤5 cm，在半肝，无癌栓、腹腔淋巴结及远处转移；肝功能分级 Child A
Ⅱa	单个或两个肿瘤最大直径之和≤10 cm，在半肝；或两个肿瘤最大直径之和≤5 cm，在左、右两半肝；无癌栓、腹腔淋巴结及远处转移；肝功能分级 Child A
Ⅱb	单个或两个肿瘤最大直径之和＞10 cm，在半肝；或两个肿瘤最大直径之和＞5 cm，在左、右两半肝，或多个肿瘤无癌栓、腹腔淋巴结及远处转移；肝功能分级 Child A。肿瘤情况不论，有门静脉分支、肝静脉或胆管癌栓和/或肝功能分级 Child B
Ⅲa	肿瘤情况不论，有门静脉主干或下腔静脉癌栓、腹腔淋巴结或远处转移之一；肝功能分级 Child A 或 B
Ⅲb	肿瘤情况不论，癌栓、转移情况不论；肝功能分级 Child C

（三）肝癌 AJCC 分期（第 8 版）（表 17-3、表 17-4）

本分期适用于肝细胞癌、纤维板层肝细胞癌、（不包括肝内胆管细胞癌、混合肝细胞-肝内胆管细胞癌，肉瘤）。

表 17 - 3 　　　　　　　　　　　　　　　　肝癌 AJCC TNM 分期（第 8 版）（一）

T 原发肿瘤
Tx　原发肿瘤无法评估
T0　无原发肿瘤的证据
T1
T1a　孤立的肿瘤最大径≤2 cm
T1b　孤立的肿瘤最大径＞2 cm 无血管侵犯
T2　孤立的肿瘤最大径＞2 cm，有血管侵犯；或者多发的肿瘤，无一最大径＞5 cm
T3　多发的肿瘤，至少有一个最大径＞5 cm
T4　任意大小的单发或多发肿瘤，累及门静脉的主要分支或者肝静脉；肿瘤直接侵及除胆外的邻近器官，或穿透腹膜
N 区域淋巴结
Nx　区域淋巴结不能评价
N0　无区域淋巴结转移
N1　区域淋巴结转移
M 远处转移
M0　无远处转移
M1　有远处转移

表 17 - 4 　　　　　　　　　　　　　　　　肝癌 AJCC TNM 分期（第 8 版）（二）

分期	T	N	M
Ⅰ A	T1a	N0	M0
Ⅰ B	T1b	N0	M0
Ⅱ	T2	N0	M0
Ⅲ A	T3	N0	M0
Ⅲ B	T4	N0	M0
Ⅳ A	任何 T	N1	M0
Ⅳ B	任何 T	任何 N	M1

二、Child-Pugh 改良分级法（表 17 - 5）

Child-Pugh 改良分级法分 3 级：A 级为 5～6 分，B 级为 7～9 分，C 级为 10～15 分。

表 17 - 5 　　　　　　　　　　　　　　　　肝功能 Child-Pugh 分级法

Child-Pugh 分级	1	2	3
肝性脑病	无	1～2 期	3～4 期
腹水	无	轻	中度及以上
血清胆红素（μmol/L）	＜34.2	34.2—51.3	＞51.3

续表

Child-Pugh 分级	1	2	3
血清白蛋白（g/L）	≥35	28～34	<28
凝血酶原时间（秒）	≤14	15～17	≥18

（一）肝性脑病的分期

一期（前驱期）：轻度性格改变和行为失常，如欣快激动或淡漠少言，衣冠不整或随地便溺。

二期（昏迷前期）：以意识错乱、睡眠障碍、行为失常为主。

三期（昏睡期）：以昏睡和精神错乱为主，各种神经体征持续或加重，大部分时间，患者呈昏睡状态，但可以唤醒。醒时尚可应答问话，但常有神志不清和幻觉。扑翼样震颤仍可引出。肌张力增加，四肢被动运动常有抗力。锥体束征常呈阳性，脑电图有异常波形。

四期（昏迷期）：神志完全丧失，不能唤醒。浅昏迷时，对痛刺激和不适体位尚有反应，腱反射和肌张力仍亢进；由于患者不能合作，扑翼样震颤无法引出。深昏迷时，各种反射消失，肌张力降低，瞳孔常散大，可出现阵发性惊厥、踝阵挛和换气过度。脑电图明显异常。

（二）腹水分度

腹水分为 3 度。包括以下两种分法：

移动性浊音低于脐中线为一度；界于锁骨中线与脐中线者为二度；超出锁骨中线为三度。

Ⅰ度（少量）：腹水量<1000 ml。膝肘位时腹部叩诊呈浊音，仰卧时脐部呈鼓音，变换体位时移动性浊音不明显。Ⅱ度（中量）：腹水量为 1100～3000 ml。变换体位时移动性浊音明显，但在仰卧位时腹部浊音界不超过两侧锁骨中线延长线内侧。Ⅲ度（大量）：腹水量≥3000 ml。两侧同时抬高，腹壁张力增强，脐凹凸起，患者不能平卧。

三、放射治疗

（一）适应证

1. 局限于肝内 HCC：位于肝右叶的癌灶<10 cm；手术切除困难的肝门区肝癌；合并肝硬化或其他内科疾病不能耐受手术的小肝癌；术后局部复发或肝内转移；TACE 后局部残留或复发。

2. HCC 伴癌栓：对于外科或介入治疗后出现的癌栓以及原发性的门脉或下腔静脉癌栓放射治疗。

3. HCC 伴淋巴结转移。

4. HCC 肾上腺转移。

5. HCC 骨转移。

6. 肝内胆管细胞癌（intrahepatic cholangiocarcinoma，ICC）：切除术后切缘阳性和不能切除的 ICC。

（二）禁忌证

1. 肝癌伴严重肝硬化、肝功能 Child-Pugh C 级。

2. 弥漫性肝癌。

3. 肝癌伴大量腹腔积液。

4. 肿瘤晚期恶病质者。

5. 远处转移虽非肝癌治疗禁忌，但应评估治疗利弊。

（三）治疗原则

1. 放射治疗计划设计的基本原则　放射野通过肝脏的路径要短，并尽可能保护一部分正常肝脏不受任何放射剂量或较低剂量的照射，利于肝脏代偿性再生。

2. Child-pugh 为 A 级。

3. 一般情况好，KPS≥70 分。

4. 平均肝剂量（非肿瘤肝体积：Liver 体积减去 GTV）≤23 Gy；V30<30%～40%。

5. 非肿瘤正常肝体积>700 ml。

（四）治疗方案

1. 呼吸的控制　建议使用呼吸控制技术如立体定向压腹板（图 17-1），以限制肿瘤在放疗中的运动，从而减少对正常肝脏的放射剂量；如果没有立体定向压腹板，使用仰卧位，胸腹网罩固定。训练患者浅呼吸。

2. GTV 的勾画　为了提高肝癌大体肿瘤范围（GTV）勾画的准确性，建议 CT 采用动脉相，因为肝癌绝大多数属于动脉供血；但是当确定静脉癌栓时，必须采用静脉相，动脉相可作为参考，因为有些癌栓也有动脉血供。在 MRI 上勾画时，建议肝内病灶用 T2 相；同时建议使用 CT 和 MRI 图像的融合技术，以提高 GTV 勾画的精确性。结合介入栓塞化疗（TACE）后的碘油沉积图像可以确定肿瘤靶区。在实际工作中，确定肝癌的 GTV 时要留有充分的余地，因为许多患者的肿瘤在 CT 和 MRI 图像上的边界并不十分清楚。

3. 临床肿瘤体积（CTV）　为 GTV 外加 5～8 mm。原发性肝癌镜下存在一定的侵袭范围，侵袭范围 95% 为 2～4 mm。对包膜不完整 CT 检查示边缘不清或欠清及病灶较小的肝癌患者，由于其可能存在较大外侵范围，放疗时可能需要扩大其外放范围。一般在肉眼肿瘤或影像学肿瘤外放 5～8 mm作为 CTV。

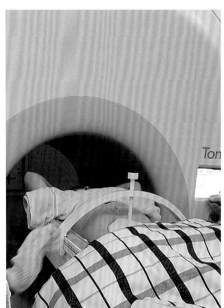

17-1　立体定向压腹板

4. 计划放射治疗靶区（PTV）　如果使用立体定向腹部固定装置，在 CTV 的基础上再外扩 5～10 mm；如果未使用立体定向腹部固定装置，在 CTV 的基础上再外扩 10～15 mm。建议在普通 X 线模拟定位机下，观测肿瘤区域上、下，左、右和前、后随呼吸移动范围来确定 ITV 边界。

5. 放射治疗剂量探讨　50～60 Gy/2～5 Gy，BED≥58 Gy。放射治疗剂量达 50～60 Gy，肿瘤有效率达到 76%。肝细胞肝癌淋巴结转移放射治疗 54 Gy 就可以达到 90% 以上部分或完全缓解，如达到 60 Gy，则基本上达到完全缓解。

四、肝癌合并门脉癌栓的放射治疗

（一）门静脉癌栓的分型

门静脉癌栓有多种分型方法，目前普遍采用的是原上海第二军医大学东方肝胆外科医院程树群等提出的分型方法。程树群等提出的分型方法是根据癌栓侵犯的门静脉部位不同分为 4 型。

Ⅰ型：门静脉二级及以上分支癌栓（肝段门静脉及以上）。

Ⅱ型：门静脉一级分支癌栓（一级分支包括门静脉左支和右支）。

Ⅲ型：门静脉主干癌栓。

Ⅳ型：癌栓累及肠系膜上静脉或下腔静脉。（图 17-2）

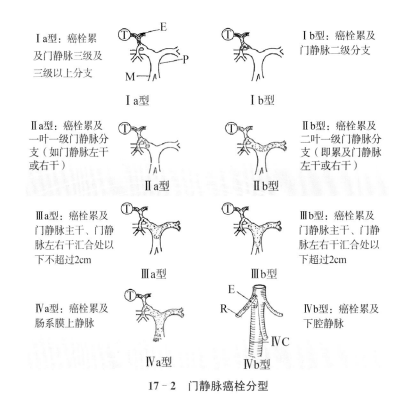

Ⅰa型：癌栓累
及门静脉三级及
三级以上分支

Ⅰa型

Ⅰb型：癌栓累及
门静脉二级分支

Ⅰb型

Ⅱa型：癌栓累及
一叶一级门静脉分
支（如门静脉左干
或右干）

Ⅱa型

Ⅱb型：癌栓累及
二叶一级门静脉分
支（即累及门静脉
左干或右干）

Ⅱb型

Ⅲa型：癌栓累及
门静脉主干、门静
脉左右干汇合处以
下不超过2cm

Ⅲa型

Ⅲb型：癌栓累及
门静脉主干、门静
脉左右干汇合处以
下超过2cm

Ⅲb型

Ⅳa型：癌栓累及
肠系膜上静脉

Ⅳa型

Ⅳb型：癌栓累及
下腔静脉

Ⅳb型

17-2　门静脉癌栓分型

（二）放射治疗＋TACE联合治疗门脉癌栓

1. 门脉主干完全阻塞　建议先行放射治疗，后介入栓塞。

2. 门脉不完全阻塞　建议先行介入栓塞，再行放射治疗。优势：HCC的特性之一就是肝内常多发病灶，TACE有助于发现和治疗小病灶，放射治疗集中于癌栓与大的病灶。

（三）靶区勾画

GTV包括门脉癌栓和邻近的肝脏肿瘤，CTV为GTV外加4 mm，PTV在CTV的基础上再外扩5～10 mm，不预防性包括淋巴结引流区。

如果肝脏肿瘤靠近门脉癌栓并且体积小于30～40 cm³，可以考虑SBRT，如果体积大于上述标准，建议IMRT。

剂量分割：（50～60）Gy/（2～5）Gy，BED≥58 Gy。

五、肝内胆管细胞癌的放射治疗

肝内胆管细胞癌占原发性肝癌的10～15％，为第二常见的原发性肝癌。

（一）放射治疗指征

1. 肝内肿瘤R0切除，肝门和腹膜后有淋巴结转移灶存在。

2. 原发灶不能手术切除或患者拒绝手术。

（二）放射治疗方案

有梗阻性黄疸者，先予胆汁引流，再进行放射治疗。

（三）靶区勾画

GTV包括肿块和邻近的淋巴引流区（只要正常肝组织保护允许），CTV为GTV外加5 mm，PTV在CTV的基础上再外扩5～10 mm。

剂量分割：50～60 Gy/2 Gy。

六、放射治疗的并发症

肝癌放射治疗的并发症包括急性期（放射治疗期间）及放射治疗后期（4个月内）的肝损伤。

（一）急性毒副作用

放射治疗期间主要的毒副作用包括：

1. 厌食、恶心、呕吐，较严重的有上消化道出血，特别是放射野累及较大体积的十二指肠、空肠和胃的患者。

2. 急性肝功能损害，表现为血清胆红素和谷丙转氨酶（ALT）上升。

3. 骨髓抑制，特别是大体积的肝脏受照的患者或伴脾功能亢进的患者。

（二）放射后期损伤

放射后期主要损伤是放射诱导的肝病（RILD）。其临床表现和诊断标准如下：

1. 接受过肝脏大剂量放射治疗。

2. 在放射治疗结束后发生。

3. 临床表现：典型的 RILD 发病快，患者在短期内迅速出现大量腹水和肝大，伴碱性磷酸酶（AKP）升高到正常值的 2 倍以上，或 ALT 上升至正常值的 5 倍以上；非典型 RILD 仅有肝功能受损，AKP 升高到正常值 2 倍以上，或 ALT 上升至正常值的 5 倍以上，没有肝大和腹水。

4. 能排除肝肿瘤发展、放射治疗或介入后、药物性肝病或病毒性肝炎活动造成的临床症状和肝功能损害。

5. 诊断标准　仍然采用 1992 年 Lawrence 的定义，分典型性和非典型性两种类型。①典型 RILD：AKP 升高＞2 倍，无黄疸，排除肿瘤进展导致的腹水、肝大；②非典型 RILD：转氨酶超过正常最高值或治疗前水平的 5 倍，没有肝大和腹水。

6. 治疗　对 RILD 的治疗是对症治疗，包括使用肾上腺皮质激素、利尿药，同时给予积极的保护肝脏的药物和支持疗法。RILD 是一种严重的放射并发症，一旦发生，可引起肝功能衰竭，死亡率很高。避免 RILD 发生的最关键措施是在设计放射治疗计划时，把正常肝脏受照剂量严格限制在能耐受的范围内。根据我国的资料，肝脏的耐受剂量（全肝平均剂量）在 Child-Pugh A 级患者可能是 23 Gy，Child-Pugh B 级患者可能是 6 Gy，该结论来自于大分割的放射治疗，即每次 4～6 Gy，每周照射 3 次，总剂量 50 Gy 左右。对容易发生 RILD 的患者，如原有的肝脏功能差（Child-Pugh B 级）、正常肝脏的受照体积大、剂量高、放射治疗与 TACE 联合治疗的间隔时间短于 1 个月的患者，更应该小心对待。另外，在放射治疗期间出现急性肝功能损伤如肝损伤≥RTOG Ⅱ级的患者，如继续放射治疗，则以后发生 RILD 的概率高达 60%。因此，对这类患者应停止放射治疗，以免发生治疗后 RILD。急性肝损伤往往可逆、易修复；而后期肝损伤常常不可逆，是严重的放射性损伤，一旦发生，死亡率很高。

七、常规分割正常组织限量

1. 正常肝　全肝减去 GTV，$D_{mean}<23$ Gy，$V20<50\%$，$V30<40\%$。

2. 小肠　$D_{max}<50$ Gy，＞35 Gy 的小肠体积≤180 cm^3，＞40 Gy 的小肠体积≤100 cm^3，＞45 Gy 的小肠体积≤65 cm^3。

3. 结肠　$D_{max}≤54$ Gy，＞35 Gy 的结肠体积≤180 cm^3，＞40 Gy 的结肠体积≤100 cm^3，＞45 Gy 的结肠体积≤65 cm^3。

4. 胃　$D_{max}<54$ Gy，$V40<50\%$，$V50<10\%$。

5. 十二指肠　$D_{max}<54$ Gy，$V40<50\%$，$V50<10\%$。

八、BED 计算

$$BED=D\left[1+d/(\alpha/\beta)\right]$$
$$EQD2=D1(d1+\alpha/\beta)/(2+\alpha/\beta)$$

肝细胞肝癌的 α/β 为 8～10。

九、肝癌的 SBRT

SBRT 适用于单发病灶＜5 cm，多发病灶肿瘤数目散在病灶数≤3 个，且最大病灶≤3 cm。建议 6～15 Gy/次，3～10 次分割，总量 18～50 Gy。

〔周菊梅　朱苏雨〕

第十八章　胰腺癌

一、分期（表 18 - 1）

表 18 - 1　　　　　　　　　胰腺癌 AJCC/UICC 分期（第 8 版）

原发肿瘤（T）	
Tx	原发肿瘤无法评估
T0	没有原发肿瘤的证据
Tis	原位癌，包括高级别胰腺上皮内瘤变、导管内乳头状黏液性肿瘤、重度不典型增生、导管内乳头状瘤伴重度不典型增生、黏液囊性肿瘤伴重度不典型增生
T1	肿瘤最大径≤2 cm
T1a	肿瘤最大径≤0.5 cm
T1b	肿瘤最大径>0.5 cm，且<1 cm
T1c	肿瘤最大径≥1 cm，且≤2 cm
T2	肿瘤最大径>2 cm，且≤4 cm
T3	肿瘤最大径>4 cm
T4	任何大小的肿瘤，侵犯腹腔干、肠系膜上动脉和/或肝总动脉

区域淋巴结（N）	
Nx	区域淋巴结无法评估
N0	无区域淋巴结转移
N1	1～3 个区域淋巴结转移
N2	≥4 个区域淋巴结转移

远处转移（M）	
M0	无远处转移
M1	有远处转移

分　　期			
0 期	Tis	N0	M0
Ⅰ A 期	T1	N0	M0
Ⅰ B 期	T2	N0	M0
Ⅱ A 期	T3	N0	M0
Ⅱ B 期	T1～T3	N1	M0
Ⅲ 期	T1～T3	N2	M0
	T4	任何 N	M0
Ⅳ 期	任何 T	任何 N	M1

二、放射治疗

（一）适应证

治疗前必须有病理学/细胞学证实。

1. 术后辅助放射治疗　①术后切缘阳性者，推荐术后同步放化疗；②鉴于胰腺癌总体预后不佳，术后放射治疗有降低复发趋势，在患者知情同意情况下，切缘阴性患者可考虑予以术后放射治疗（可作为临床研究）。

2. 新辅助放射治疗　对于可切除或临界可切除者，新辅助放射治疗可提高 R0 切除率，多学科讨论、患者及家属知情同意后可予以新辅助放射治疗，尤其对于临界可切除者，意义更大。

3. 不可切除局部晚期胰腺癌　一般状况良好的不能手术切除者。对于梗阻性黄疸的病例，放射治疗前建议放置胆道支架引流胆汁。

4. 拒绝手术的可手术切除病例或因医学原因不能耐受手术的病例　可考虑予以高剂量放射治疗。

5. 晚期姑息、减症放射治疗　仅照射原发灶或引起症状的转移病灶。

6. 复发胰腺癌。

（二）靶区勾画及剂量

1. 术后辅助

（1）靶区定义（表 18-2）：

表 18-2　　　　　　　　　　　　　胰腺癌术后辅助放射治疗靶区定义

靶区	定义和描述
GTV	切缘阳性区域或残留、复发肿瘤
CTV	腹主动脉旁淋巴结（AO）、胰腺空肠吻合口（PJ）、门静脉（PV）、腹腔干（CA）、肠系膜上动脉（SMA）、瘤床 AO：从 PV、CA 或 SMA 最上端层面至 L2 或 L3 下端 PJ：沿着胰腺在内侧及前面的残留部分直至空肠残端的吻合部分出现 PV：沿下腔静脉前面和内侧走向的部分，止于肠系膜上静脉或脾静脉汇合处前 SMA：血管近端 2.5～3 cm AO 向右外扩 2.5 cm，向左外扩 1 cm，后方外扩 0.2 cm，前方外扩 2 cm；PJ、PV、SMA、CA、瘤床外扩 1 cm；这 2 个区域融合形成 CTV 以上只针对胰头癌，对于胰尾癌，PV 被脾门取代

（2）照射剂量：

1）CTV：45～46 Gy，1.8～2.0 Gy/次，瘤床区和切缘推量 5～9 Gy。

2）PTV：CTV 外扩 0.5～1 cm。

（3）正常组织限量（表 18-3）：

表 18-3　　　　　　　　　　　　　胰腺癌术后放射治疗正常组织限量

组织器官	剂量限制
肝脏	$D_{mean} < 25$ Gy，70%＜20 Gy
肾脏	双肾 $D_{mean} < 18$ Gy，如果仅 1 个肾，V18＜15%、V14＜30%
脊髓	$D_{max} < 40$ Gy
胃、十二指肠、空肠	$D_{max} \leqslant 55$ Gy，10%＜50～53.99 Gy，15%＜45～45.99 Gy （每个器官均如此限量）
心脏	V20＜30%，V30＜20%，70%＜15 Gy

2. 局部晚期不可切除、新辅助及不接受手术者或医学原因不能手术者

(1) 靶区定义（表 18-4）：

表 18-4　　　　　　　　　　　　非手术胰腺癌放射治疗靶区定义

靶　区	定义和描述
GTV	影像可见原发灶及阳性淋巴结
CTV	包括相关淋巴结区域，包括肝门、腹腔干/肠系膜上动脉、主动脉旁/腹膜后（从 T11～L2 下缘，根据原发肿瘤位置进行调整），上下界范围主要由相应的淋巴结区域和肿瘤的重叠覆盖区决定；通常，GTV 可外扩 1 cm，外扩体积融合到淋巴结 CTV 中

(2) 照射剂量：

1) CTV：50～54 Gy，1.8～2.0 Gy/次，更高剂量放射治疗（≥60 Gy）有可能改善局控，建议用于不接受手术者或医学原因不能手术者。

2) PTV：CTV 外扩，上下 2 cm，前后左右 1 cm（呼吸门控或四维 CT 下适当缩小）。

(3) 正常组织限量（表 18-5）：

表 18-5　　　　　　　　　　　　非手术胰腺癌放射治疗正常组织限量

组织器官	剂量限制
肝脏	$D_{mean}<25$ Gy，70%<20 Gy
肾脏	双肾 $D_{mean}<18$ Gy，V18<30%，如果仅 1 个肾，V18<10%
脊髓	$D_{max}<40$ Gy
胃、十二指肠、空肠	$D_{max}≤55$ Gy，45～55 Gy 体积<30%（每个器官均如此限量）
心脏	V20<30%，V30<20%，70%<15 Gy

（三）定位及放射治疗技术

1. 定位技术　增强 CT 模拟定位，空腹，仰卧位，双手上举抱肘，体模或真空袋固定，扫描范围隆突至髂嵴，瘤区层厚 2.5～3 mm，定位前饮水 200 ml＋泛影葡胺 20 ml。若存在造影剂过敏，定位前可予以地塞米松或抗组胺药预处理。建议采用呼吸门控、腹部压迫或四维 CT 扫描（尤其 SBRT 技术照射时），若使用呼吸门控技术，放射治疗计划设计在呼气末扫描图像上。

2. 放射治疗技术

(1) IMRT：常规推荐，上述剂量及靶区勾画指引皆指 IMRT 条件下。

(2) SBRT：高剂量少分次放射治疗、SBRT 推荐仅照射原发肿瘤和转移淋巴结，不包括高危淋巴结引流区。SBRT 尚无统一剂量模式标准，如 24～36 Gy/3 次，35～50 Gy/5 次等。

(3) 术中放射治疗（IORT）：术中无法彻底切除或无法手术切除者，术中电子线照射放射治疗 15～20 Gy，术后（1 个月内）补充外照射（EBRT）30 Gy/10f 或 40 Gy/20f。

（四）同步化学治疗

化学治疗方案单药可采用吉西他滨或氟尿嘧啶类（氟尿嘧啶持续静脉滴注，或卡培他滨，或 S-1），多药联合可采用 GEM 或氟尿嘧啶类为基础的方案。目前无标准的推荐剂量及方案，以下为部分临床研究中的方案：吉西他滨 600 mg/(m²·w)。S-1：40 mg/m²，每天 2 次，每周一至周五；卡培他滨 800 mg/m²，每天 2 次，每周一至周五。

〔刘　科　鲁琼辉　黄再捷　朱苏雨〕

第十九章　前列腺癌

一、分期及危险分组

（一）分期（表 19 - 1）

表 19 - 1　　　　　　　　　　　　　　　前列腺癌 AJCC 分期（第 8 版）

原发肿瘤（cT）

Tx　原发肿瘤无法评估

T0　没有原发肿瘤的证据

T1　临床检查无明显肿瘤，直肠指诊未触及肿瘤

　　T1a　在偶然的组织学检查时发现，瘤组织≤被切除组织的 5%

　　T1b　在偶然的组织学检查时发现，瘤组织＞被切除组织的 5%

　　T1c　指针活检证实一侧或双侧有前列腺癌，直肠指针未触及肿瘤

T2　肿瘤局限在前列腺，直肠指诊可触及肿瘤

　　T2a　肿瘤侵及范围≤一叶的 1/2

　　T2b　肿瘤侵及范围＞一叶的 1/2，但局限在一侧叶内

　　T2c　肿瘤侵及二叶

T3　肿瘤扩展至前列腺外，未固定或未侵犯邻近结构

　　T3a　肿瘤扩展至前列腺外（单侧或双侧）

　　T3b　肿瘤侵及精囊

T4　肿瘤固定或侵及除精囊外的邻近结构：尿道外括约肌、直肠、膀胱、肛提肌和/或骨盆壁

原发肿瘤（pT）

无 pT1

T2　肿瘤局限在前列腺

T3　肿瘤扩展至前列腺外

　　T3a　肿瘤扩展至前列腺外（单侧或双侧），或显微镜下发现膀胱颈受侵

　　T3b　肿瘤侵及精囊

T4　肿瘤固定或侵及除精囊腺外的邻近结构：尿道外括约肌、直肠、膀胱、肛提肌和/或骨盆壁

（二）危险分组

1. 局限期低危险组（预后好）　T1～2a，Gleason 2～6 分，PSA<10 ng/ml。

2. 局限期中度危险组（预后中等）　T2b～2c，或 Gleason7 分，或 PSA10～20 ng/ml。

3. 局限期高度危险组（预后不良）　T3～T4（T3b～T4 属于极高危），或 Gleason8～10 分，或 PSA>20 ng/ml。

4. 局部晚期（预后不良）　任何 T，N+，M0（盆腔淋巴结转移）。

5. 晚期（转移性）　任何 T，任何 N，M1。

二、不同预后分组的治疗原则（表 19-2）

表 19-2　　　　　　　　　　　前列腺癌不同预后分组的治疗原则

风险组	预期患者生存期	治　疗
低危险组	≥10 岁	动态监测；RT；RP+/－PLND
	<10 岁	观察
中危险组	≥10 岁	RP+PLND；RT+/－ADT（4~6 月）+/－近距离放射治疗
	<10 岁	观察；RT+/－ADT（4~6 月）+/－近距离放射治疗
高危险组、极高危组、局部晚期		RT+ADT（2~3 年）（Ⅰ类推荐）
晚期		ADT

注：RT，放射治疗；RP，根治性前列腺切除术；PLND，盆腔淋巴结切除术；ADT，内分泌治疗。

三、放射治疗

（一）定位

定位前 1 小时排空膀胱和直肠，口服 500 ml 稀释的肠道对比剂，首选放射治疗的患者憋尿充盈膀胱，根治术后的患者排空膀胱。CT 定位采取仰卧位，体膜固定，层厚 3 mm，扫描范围从腰 4 椎体下缘至坐骨结节下 3 cm。

（二）放射治疗方式

调强放射治疗（IMRT）。

（三）根治性放射治疗靶区勾画

1. 前列腺癌精囊转移概率估算方法

$$SV（+）=PSA+（Gleason-6）×10$$

2. Partin 表估算精囊受侵　结果大于 15% 认为精囊受侵可能性大。

3. CTV

（1）精囊受侵可能性小于 15%、局限期低危组：CTV＝整个前列腺。

（2）精囊受侵可能性大于 15%：

1）局限期中危组：CTV＝前列腺外扩 5 mm+根部纵轴往上 1 cm 的精囊。

2）局限期高危组、局部晚期：CTV＝前列腺及肿块外扩 5 mm+根部纵轴往上 2 cm 的精囊。

4. PTV　CTV 向各方向外扩 0.5 cm，后方（直肠）外放 0.3 cm。

5. 推荐剂量

（1）低危组：75.6~79.2 Gy。

（2）中、高危组：76~81 Gy。

6. 前列腺组织勾画细节

（1）先勾画前列腺中央区，这是最容易分辨的前列腺边界。

（2）主要通过尿生殖膈（GUD）的位置来确定前列腺下极。

（3）侧界：肛提肌、闭孔内肌。

（4）前界：纤维肌性基质前缘（AFS）。

（5）后界：直肠一般对应于前列腺中央区的背面，但直肠下端处与前列腺分离，因此，必须从肛管开始观察直肠位置以避免靶区误差。

（6）上界：中高危组 CTV 需包括精囊，但可不包括和精囊伴随的脉管。精囊可单独勾画，但如将精囊腺包含在内，形成一个单独结构的 CTV，可以使靶区结构平滑过渡，保持 CTV 与临近膀胱之间勾画的连续性。

（7）从 3D 结构上进行核对以评估靶区勾画的对称性和纠正可能存在的误差。从最大层面向周边层面逐层缩小，形成一个球形结构。

（四）盆腔淋巴引流区勾画

1. 前列腺癌盆腔淋巴结转移概率估算

（1）Partin 表：淋巴结转移与 T 分期，Gleason 评分和疗前 PSA 均有关。

（2）Roach 公式：估算淋巴结转移可能性的公式：

$$Node（+）＝2/3PSA＋（Gleason-6）×10$$

当结果大于 15% 时可以认为有盆腔转移的危险，当结果大于 30% 时认为可能性很大。

2. 对于局限期中危组、高危组、局部晚期，以及根据 Roach 公式或 Partin 表推断盆腔淋巴结转移概率，>15% 的前列腺癌建议行盆腔淋巴引流区预防照射。

3. 盆腔淋巴引流区勾画细则

（1）盆腔淋巴引流区从腰 5 椎体与骶 1 椎体交界处（L5 与 S1 交接水平）勾画至耻骨联合上缘水平。

（2）盆腔淋巴引流区应包括髂外淋巴结、髂内淋巴结、闭孔淋巴结、骶 1～3 水平的骶前淋巴结。CTV 勾画包括髂血管及其外 7 mm 距离，一般不包含过多的小肠、膀胱、骨及肌肉。

（3）骶 1～3 椎体水平应包括髂内外淋巴结和骶前淋巴结，骶前包含椎体疗 1.5～2 cm。

（4）骶 3 椎体以下包括髂内外淋巴结及闭孔淋巴结，骶前淋巴结勾画终止于梨状肌出现层面。

（5）髂外淋巴结一直要勾画至股骨头顶端层面，即腹股沟韧带处（髂外动脉与股动脉分界处，即定位 CT 所示股骨头顶端层面水平）。

（6）闭孔淋巴结要勾画至耻骨联合上缘水平。

4. PTV＝CTV 外扩 0.5～1.0 cm，后方（直肠）外放 0.5 cm。

5. 剂量：盆腔淋巴引流区预防剂量为 45～50 Gy，对于影像学明确证实的盆腔转移淋巴结，剂量不低于 70 Gy。

（五）术后放射治疗

1. 术后辅助放射治疗指征　pT3、切缘阳性、Gleason 评分 8～10 分，精囊受累，N+。可 RP 术后 1 年内，各种手术副作用已改善时进行。

2. 靶区　前列腺床所有病例均需要包括原精囊瘤床，不需要另外的外扩。

3. 术后补救 RT 的指征　包括出现可检测的 PSA 水平并且在随后 2 次测定时增加。

4. 术后放射治疗需包括的区域　前列腺床，需包括复发高危区域及如下结构：

（1）中央：尿道-膀胱连接部、膀胱颈。

（2）后方：到达但不包括直肠外壁。

（3）下界：包括前列腺下极，通过 GUD 寻找前列腺下极。MRI 融合可能有助于其精确定位。

（4）外侧：闭孔内肌。

（5）前界：包括吻合口和尿道口轴，至耻骨联合，自耻骨联合上缘起，将前界逐渐向后拉至少 3～4 个层面，直至与膀胱重叠 3～4 mm，形成"哑铃状"。

（6）上界：耻骨联合上缘上约 2 cm。

5. CTV　需包括以上提到的高危区域和适当外扩除直肠方向外，各个方向外扩 5 mm，包括潜在浸润区域；依据病理报告在微浸润方向再外扩 5 mm（总 1 cm），但除外直肠壁，上界止于输精管水平或耻骨联合上 2～3 cm。

6. 术后放射治疗盆腔淋巴引流区勾画　①至少需检测 8 枚淋巴结才能证实是 pN0；②pN_X 不推荐常规行盆腔淋巴结选择性照射；③术后 pN+，需行盆腔淋巴结引流区照射；④未做标准根治术的患者，参照 Partin 表或者 Roach 公式，若淋巴结转移概率大于 15％，则需进行盆腔淋巴引流区照射；⑤PTV，至少外扩 5 mm；⑥推荐剂量：64～70 Gy。

（六）正常组织

主要勾画直肠、膀胱、股骨头、小肠和结肠等正常组织和结构。

1. 直肠　勾画外轮廓内收 4 mm，从坐骨结节水平至其失去其圆形结构，与乙状结肠相连。

2. 小肠、结肠勾画至 PTV 上 1 cm。

3. 膀胱　勾画外轮廓内收 4 mm，勾画全膀胱体积，可结合 3D 结构分辨膀胱结构。

4. 股骨头应勾画至坐骨结节水平。

5. 正常组织器官剂量限制。

（七）靶区和正常组织命名规范

CTV＿P：前列腺（必要时包括精囊）。

PTV＿P：前列腺计划靶区（必要时包括精囊）。

RECTO：直肠外壁。

RECT＿W：直肠壁。

BLADO：膀胱外壁。

BLAD＿W：膀胱壁。

PTV＿P-RO：不包括直肠外壁的 PTV-P，在 PTV-P 和 RECTO 两结构的基础上创立。

Overlap-P＿R：直肠外壁和前列腺计划靶区的重叠部分。

Femur-L：左侧股骨头。

Femur-R：右侧股骨头。

Intestines：小肠。

Colon：结肠。

（八）计划目标

下列计划目标是前列腺调强计划的最终目标，在完成多叶光栅叶片运动计算和三维剂量计算后，调强计划应作最后评估，如未达下列标准，将修改限制参数，重新优化，剂量计算和评估。

1. PTV＿P　前列腺计划靶区。①D95 至少 90％（通常 95％或更高）；②Maximum dose 小于 110％；③V90≥98％；④D_{mean} 通常在 102％～104％处方剂量，不超过 105％。

2. RECT＿W　直肠壁。①接受超过处方剂量的直肠壁应小于 1％；②接受超过 70 Gy 的直肠壁应小于 25％；③接受超过 60 Gy 的直肠壁应小于 35％；④接受超过 40 Gy 的直肠壁小于 60％。

3. BLAD＿W　膀胱壁。①接受超过 40 Gy 的膀胱壁应小于 70％；②接受超过 70 Gy 的膀胱壁应小于 35％。

4. Femur-L，Femur-R　股骨头。Maximum dose 小于 60 Gy（通常是 50 Gy 或更少）。

5. Colon　结肠。D_{max}≤55 Gy，V50＜10％。

6. Intestines　小肠。D_{max}≤52 Gy，V50＜5％。

〔汪　洁　朱苏雨　黄再捷　刘　科〕

第二十章　鼻腔 NK/T 细胞淋巴瘤

一、分期

鼻腔 NK/T 细胞淋巴瘤目前尚无专门的分期系统，临床仍采用传统的 Ann-Arbor（Cotswolds 修订）分期系统（表 20-1）。

表 20-1	Ann-Arbor（Cotswolds 修订）分期
Ⅰ期	侵及一个淋巴结区（Ⅰ），或侵及一个单一的淋巴结外器官或部位（ⅠE）
Ⅱ期	在横膈的一侧，侵及两个或更多的淋巴结区（Ⅱ）或外加局限侵犯一个结外器官或部位（ⅡE）
Ⅲ期	受侵犯的淋巴结区在横膈的两侧（Ⅲ）或外加局限侵犯一个结外器官或部位（ⅢE）或脾（ⅢS）或两者均有（ⅢES）
Ⅳ期	弥漫性或播散性侵犯一个或更多的结外器官，同时伴有或不伴有淋巴结侵犯

注：E，淋巴瘤累及淋巴结外器官。单一结外部位受侵，病变侵犯到与淋巴结/淋巴组织直接相连的器官/组织时，不记录为Ⅳ期，应在各期后记入"E"字母（如病变浸润至与左颈部淋巴结相联结的皮肤，记录为"ⅠE"）。

二、免疫组化诊断标准

1. 典型表现　CD20-、CD2+、CD3ε+、CD56+、细胞毒分子+（TIA、颗粒酶 B 和穿孔素）、EBER+。

2. CD20-、CD2+、CD3ε+，如果 CD56-，则必须有细胞毒分子+（TIA、颗粒酶 B 或者穿孔素三者之一阳性）和 EBER+。

三、治疗原则

1. ⅠE 局限期且无预后不良因素　单纯局部放射治疗。

2. ⅠE 局限期伴有预后不良因素、ⅠE 超腔期、ⅡE 期　以放射治疗为主的综合治疗。

3. Ⅲ~Ⅳ期　以化学治疗为主，局部病灶症状明显者予姑息性放射治疗。

预后不良因素包括 B 症状、LDH 超过正常值上限、分期Ⅲ期及以上、区域淋巴结受累。

四、放射治疗

（一）放射治疗适应证

1. Ⅰ~Ⅱ期。

2. Ⅲ~Ⅳ期局部病灶症状明显者或化学治疗后局部残留者。

（二）放射治疗准备

1. 治疗前检查　免疫组化确诊、头颈部 MRI、胸腹部 CT、电子鼻咽喉镜、骨髓穿刺、睾丸彩超、PET/CT 等；三大常规、血生化、血沉、LDH、β2 微球蛋白、EB 病毒 DNA 定量等。

2. 放射治疗定位　①头颈网罩+口腔筒+固定枕；②CT 增强定位；③病灶侵犯或邻近皮肤加补偿膜。

3. 扫描范围　颅顶至锁骨下 3 cm 区域，层厚 2.5 mm。

（三）推荐放射治疗技术

调强放射治疗、三维适形放射治疗。

（四）放射治疗靶区定义

1. GTV　为 CT、MRI、PET/CT、临床检查、电子鼻咽镜等所示大体肿瘤（化学治疗后 GTV 仍参照化学治疗前 GTV 范围）。

2. GTVnd　为 CT、MRI、PET/CT、临床检查等所示转移淋巴结（化学治疗后 GTVnd 仍参照化学治疗前 GTVnd 范围）。

3. CTV

（1）IE 局限期 CTV：①当病变局限单侧鼻腔时，GTV 及外扩 1.5～2 cm 区域并需包括整个鼻腔、同侧上颌窦、前筛窦、后筛窦、软硬腭；当病变靠近后鼻孔时，需包括鼻咽腔及黏膜下 5 mm 区域；无须行颈部预防照射。②当病变累及双侧鼻腔时，GTV 及外扩 1.5～2 cm 区域并需包括整个鼻腔、双侧上颌窦、前筛窦、后筛窦、软硬腭；当病变靠近后鼻孔时，需包括鼻咽腔及黏膜下 5 mm 区域；无须行颈部预防照射。

局限期定义：病变仅累及单侧或双侧鼻腔。

（2）IE 超腔期 CTV：GTV、病变累及器官（或病变外扩 1.5～2 cm 区域）并需包括鼻腔、同侧上颌窦、前筛窦、后筛窦、软硬腭；当病变靠近后鼻孔时，需包括鼻咽腔及黏膜下 5 mm 区域；当病变累及鼻咽、韦氏环区域时，需包括鼻咽、口咽和舌根部区域，并需行全颈部预防照射（Ⅰa、Ⅵ区常规不行照射）。

超腔期定义：病变超出鼻腔，累及周围其他解剖结构。

（3）ⅡE 期 CTV：局部照射区域同Ⅰ期；全颈部照射（Ⅰa、Ⅵ区常规不行照射）。

4. PGTV　为 GTV 外扩 3～5 mm 边界。

5. PTV　为 CTV 外扩 3～5 mm 边界。

（五）处方照射剂量

1. PGTV　55 Gy/25 Fr。

2. PTV1　50 Gy/25 Fr。

3. PTV2　46 Gy/25 Fr。

（六）危及器官限量（表 20-2）

表 20-2　　　　　　　　　　鼻腔 NK/T 细胞淋巴瘤放射治疗危及器官限量

危及器官	剂量限定（Gy）
Brain Stem	$D_{max} \leqslant 54$，PRV-D1$\leqslant 60$
Spinal Cord	$D_{max} \leqslant 45$，PRV-D1cc$\leqslant 50$
Optic Nerve	$D_{max} < 54$，PRV-D1< 60
Optic Chiasm	$D_{max} < 54$，PRV-D1< 60
Lens	$D_{max} \leqslant 10$
Eye	$D_{max} < 50$，$D_{mean} \leqslant 35$
Pituitary	$D_{max} < 54$，D1< 65
Parotid	$D_{mean} < 26$

（七）靶区示例

患者，55岁，男性，鼻腔NK/T细胞淋巴瘤ⅡB超腔期，病灶位于右侧鼻腔，累及右侧上颌窦、右侧前组筛窦和皮下软组织，并紧邻后鼻孔，4周期化学治疗后达到CR。

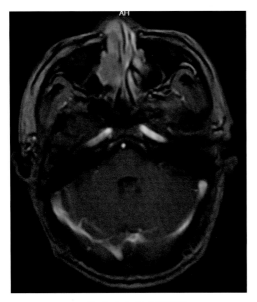
A. 化学治疗前病灶图像

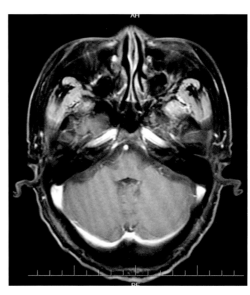
B. 化学治疗后病灶图像

图 20-1　化学治疗前后肿瘤病灶图像

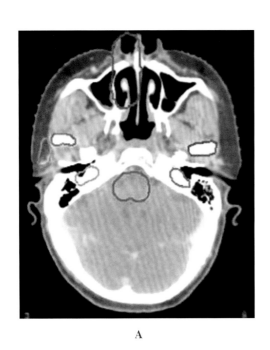
A

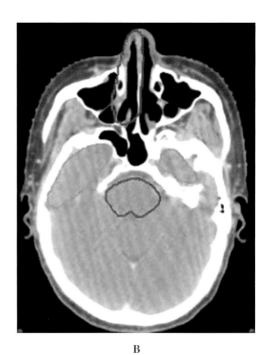
B

图 20-2　GTV 勾画范围

GTV 为化学治疗前肿瘤范围

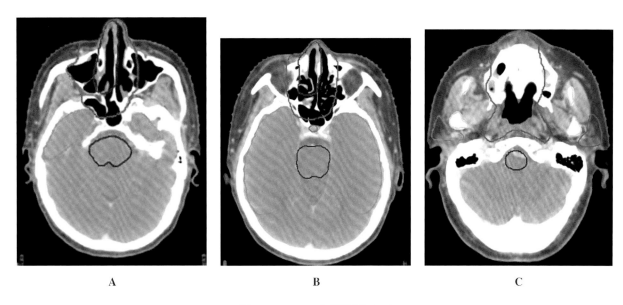

A　　　　　　　　　　　　　　B　　　　　　　　　　　　　　C

图 20-3　CTV 勾画范围（一）

CTV 为 GTV 外扩 1.5～2.0 cm 并需包括整个鼻腔、同侧上颌窦、前筛窦、后筛窦、软硬腭

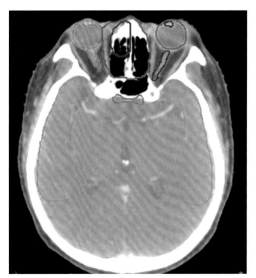

图 20-4　CTV 勾画范围（二）

邻近眼球，CTV 适当收回，不需达到 1.5 cm

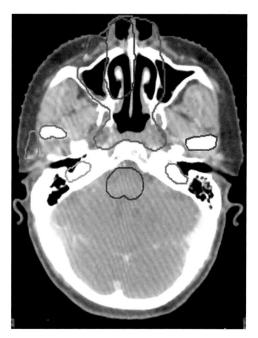

图 20-5　CTV 勾画范围（三）

原肿瘤病灶邻近后鼻孔需包括鼻咽腔及黏膜下 5 mm区域

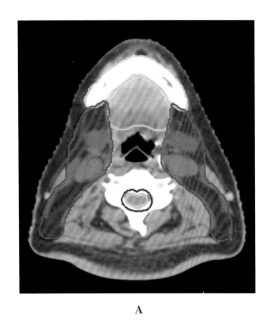

A

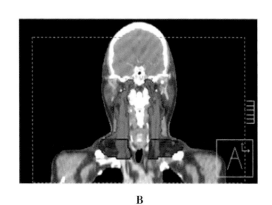

B

图 20 - 6 CTV 勾画范围（四）

Ⅰb区淋巴结转移，行全颈部照射（Ⅰa、Ⅵ区常规不行照射）

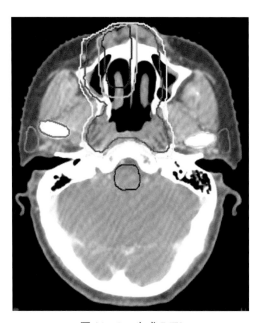

图 20 - 7 生成 PTV

GTV、CTV 外扩 3～5 mm 形成 PGTV、PTV

〔吴　峥　朱苏雨〕

第二十一章　累及纵隔区淋巴瘤

一、放射治疗适应证

1. Ⅰ、Ⅱ期累及纵隔区的霍奇金淋巴瘤或非霍奇金淋巴瘤（包括系统化学治疗后及拒绝化学治疗或因不能耐受化学治疗而未行规范系统化学治疗的患者）。

2. Ⅲ、Ⅳ期累及纵隔区的霍奇金淋巴瘤或非霍奇金淋巴瘤化学治疗后残留或原发大肿块区。

3. 复发难治的累及纵隔区的淋巴瘤。

二、CT模拟定位

1. 胃体位　仰卧位，如同时有锁骨上，颈部及韦氏环区域受累建议头肩颈网罩，如仅纵隔受累建议胸腹网罩。

2. 胃扫描层距　2.5～5 mm。①建议注射静脉造影剂扫描；②扫描范围：如有韦氏环受累建议自上界头顶开始，如无韦氏环受累建议自颅底开始，下界至肝脏下缘；③如条件允许建议初次治疗前即按放射治疗体位行CT增强扫描；④建议扫描前后图像融合。

三、根据评估确定照射靶区（图21-1）

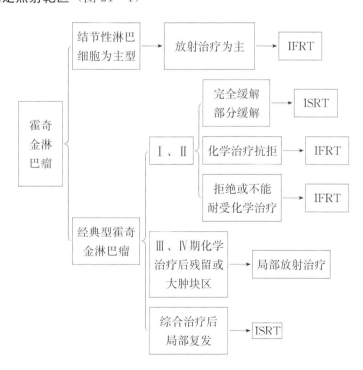

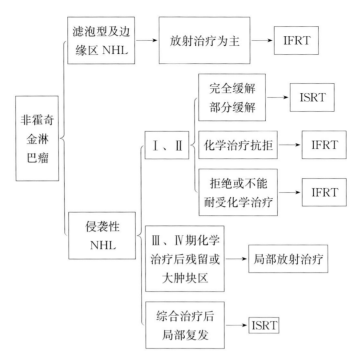

图 21 - 1　累及纵隔区淋巴瘤照射靶区评定流程

四、靶区确认

1. GTV-PET　化学治疗后 PET 所示残留。

2. GTVresidual　如未行 PET/CT，CT 扫描所示残留或 PET/CT 所示残留但根据 SUV 值考虑代谢抑制区。

3. PGTV-PET　GTV-PET 外扩 5～10 mm。

4. PGTVresidual　GTVresidual 外扩 5～10 mm。

5. GTVprechemo　化学治疗前受累的淋巴结区，结合化学治疗后解剖位置及正常组织的变化，避开正常组织区域。

6. CTV　即泛指 GTVprechemo，可根据化学治疗前影像和放射治疗前模拟定位影像扫描体位不同、肿瘤退缩导致正常组织移位以及其他临床实际情况而作适当修改。一般而言，在心脏及大血管边缘建议勾画至心包及大血管管壁后 1 cm；如无明确残留，CTV 在横径上不超过纵隔区域。CTV 的勾画需考虑图像的质量及准确性，体积变化，疾病扩散方式，亚临床病灶及邻近组织情况。

7. PTV　在 CTV 基础上，NHL 上下界建议外放 3～5 cm，HD 上下界建议外放 3 cm；左右方向外放 1 cm，不超过 1.5 cm。

注：①仅适用于 ISRT，不适用于 IFRT。②淋巴结受累部位放射治疗（involved site radiation therapy，ISRT）范围为化学治疗前受累淋巴结及周边可能潜在病变区域。除对影像检查的依赖，更强调临床医生对病变范围的确认（需考虑图像的质量及准确性，化学治疗前影像扫描体位和放射治疗时模拟定位影像体位的差异，化学治疗前后肿瘤位置、体积变化，疾病扩散方式，亚临床病灶及邻近组织情况）。

五、处方剂量

（一）化学治疗后预后良好的Ⅰ、Ⅱ期 HD 处方剂量（ISRT）

1. 化学治疗后 PET/CT 示残留（ISRT）

（1）PGTV-PET：40 Gy。

（2）PGTVresidual：36 Gy。

（3）PTV：30 Gy。

2. 化学治疗后 PET/CT 示处于代谢抑制状态（PET/CT 评估为 CR），但 CT 扫描仍有残留时（IS-RT）

（1）PGTVresidual：36 Gy。

（2）PTV：30 Gy。

3. 化学治疗后影像学检查无残留（ISRT）　PTV 20～30 Gy。

（二）化学治疗后预后不好Ⅰ、Ⅱ期 HD 处方剂量（ISRT）

1. 化学治疗后 PET/CT 示残留（ISRT）

（1）PGTV-PET：40 Gy。

（2）PGTVresidual：36 Gy。

（3）PTV：30 Gy。

2. 化学治疗后 PET/CT 示处于代谢抑制状态，但 CT 扫描仍有残留（ISRT）

（1）PGTVresidual：36 Gy。

（2）PTV：30 Gy。

3. 化学治疗后影像学检查无残留（ISRT）　PTV 30 Gy。

（三）Ⅰ、Ⅱ期 HD 单纯放射治疗处方剂量（IFRT）

1. Ⅰ、Ⅱ期结节性淋巴细胞为主型淋巴瘤　以放射治疗为主。

（1）PGTV-PET：40 Gy。

（2）PGTV：36 Gy。

（3）PTV：30 Gy（PTV 为累及野范围）。

2. 不能耐受化学治疗或拒绝化学治疗的经典型淋巴瘤

（1）PGTV-PET：40 Gy。

（2）PGTV：36 Gy。

（3）PTV：30 Gy（PTV 为累及野范围）。

（四）Ⅲ、Ⅳ期 HD 放射治疗处方剂量（适用于局部放射治疗）

1. Ⅲ、Ⅳ期化学治疗后残留

（1）PGTV-PET：40 Gy。

（2）PGTVresidual：36 Gy。

（3）PTV：30 Gy（PGTV-PET 或 PGTVresidual 外扩 2～3 cm）。

2. Ⅲ、Ⅳ期化学治疗后大肿块区　PTV 30 Gy（化学治疗前原大肿瘤区，根据肿瘤化学治疗后退缩/消失后正常组织回位后改变而做适当调整）。

（五）Ⅰ、Ⅱ期侵袭性 NHL 化学治疗后处方剂量（ISRT）

1. 化学治疗后 PET/CT 示残留

（1）PGTV-PET：50 Gy。

（2）PGTVresidual：45 Gy。

（3）PTV：40 Gy。

2. 化学治疗后 PET/CT 示处于代谢抑制状态，但 CT 扫描仍有残留

（1）PGTVresidual：40～45 Gy。

（2）PTV：36 Gy。

3. 化学治疗后影像学检查无残留　PTV 30～36 Gy。

（六）Ⅰ、Ⅱ期 NHL 单纯放射治疗处方剂量（IFRT）

1. Ⅰ、Ⅱ期滤泡及边缘区淋巴瘤　以放射治疗为主。

（1）PGTV：36 Gy。

（2）PTV：30 Gy（PTV 为累及野范围）。

2. 不能耐受化学治疗或拒绝化学治疗的 NHL 淋巴瘤

（1）PGTV-PET：55 Gy。

（2）PGTV：50 Gy。

（3）PTV：40～45 Gy（PTV 为累及野范围）。

（七）Ⅲ、Ⅳ期 NHL 放射治疗处方剂量（适用于局部放射治疗）

1. Ⅲ、Ⅳ期化学治疗后残留

（1）PGTV-PET：45 Gy。

（2）PGTVresidual：40 Gy。

（3）PTV：36 Gy（PGTV-PET 或 PGTVresidual 外扩 2～3 cm）。

2. Ⅲ、Ⅳ化学治疗后大肿块区 PTV 36 Gy（化学治疗前原大肿瘤区，根据肿瘤化学治疗后退缩/消失后正常组织回位后改变而做适当调整）

六、正常组织限量

1. 肺　V20≤20%～30%，V5≤65%～75%。

2. 心脏　V30≤20%～30%且 V40≤10%～20%。

3. 脊髓　＋5 mm，D_{max}≤40～45 Gy。

4. 乳腺　年轻患者应尽量避开。

七、靶区勾画示范（ISRT）

（一）根据 CT 扫描及 PET 所示勾画残留病灶（图 21－2）

GTVresidual：根据 CT 扫描所示残留病灶区；GTV-PET：根据 PET 扫描所示残留病灶区，再分别外扩 5～10 mm 获得 PGTVresidual、PGTV-PET。

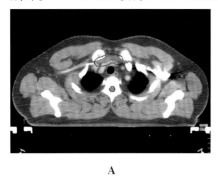

A

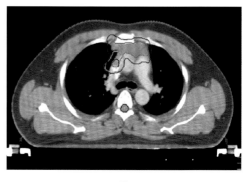

绿色线：
GTVresidual
（CT扫描所示残
留纵隔病灶区）

紫色线：
PGTVresidual（CT
扫描所示残留纵隔
病灶区外放射治疗
5 mm）

B

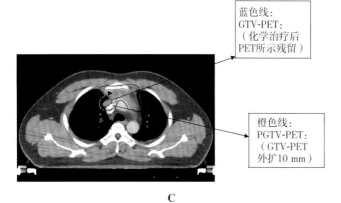

蓝色线：
GTV-PET：
（化学治疗后
PET所示残留）

橙色线：
PGTV-PET：
（GTV-PET
外扩10 mm）

C

D

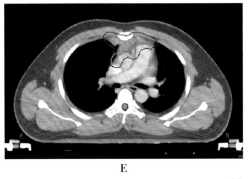

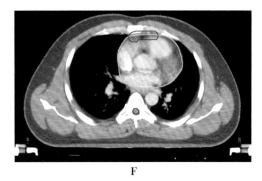

图 21-2　ISRT 靶区勾画（一）

（二）GTVprechemo 与 CTV（图 21-3）

1. 结合化学治疗前 CT 及 PET 检查所示化学治疗前原病变侵犯范围区域结构，并充分考虑到化学治疗后正常组织的退缩情况，勾画出化学治疗前所累及的淋巴结区域。

2. CTV　包括 GTVprechemo 所累及的所有区域，并根据临床情况包括邻近淋巴结区域及周边可疑小淋巴结确定；在心脏及大血管边缘建议勾画至心包下及大血管管壁后 1 cm；如无明确残留，CTV 在两侧为正常纵隔边界。需考虑图像的质量及准确性，体积变化，疾病扩散方式，亚临床病灶及邻近组织情况。

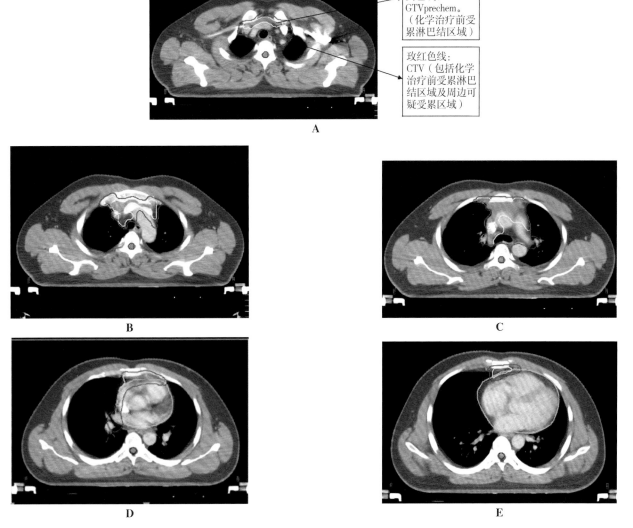

图 21-3　ISRT 靶区勾画（二）

（三）PTV（图 21-4）

在 CTV 基础上，NHL 上下界建议外扩 3～5 cm，HD 上下界建议外扩 3 cm；左右方向外扩 1 cm，不超过 1.5 cm。

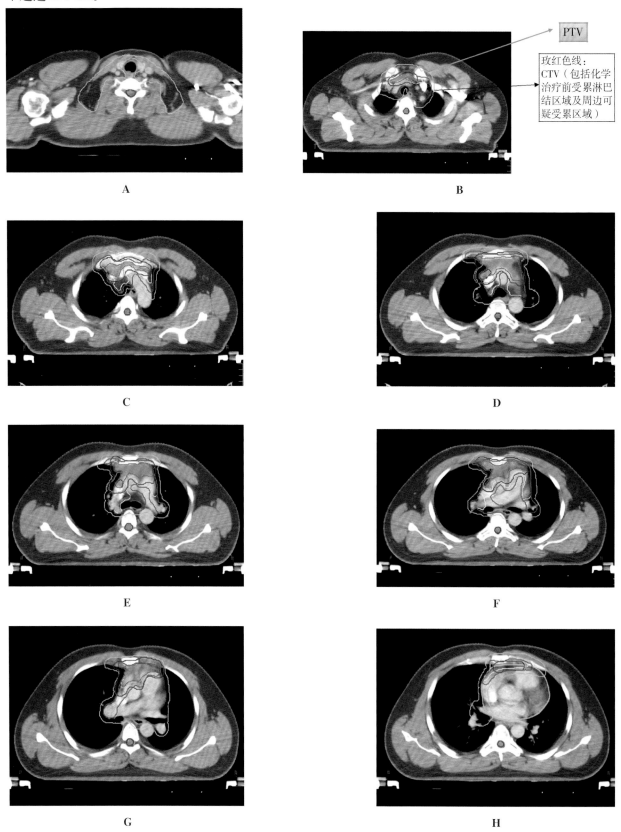

A

B

PTV

玫红色线：
CTV（包括化学
治疗前受累淋巴
结区域及周边可
疑受累区域）

C

D

E

F

G

H

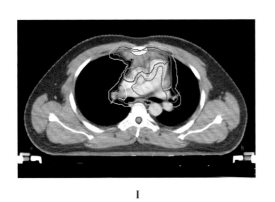

I

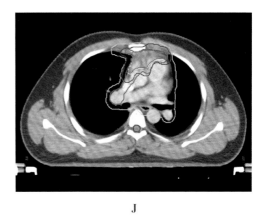

J

K

图 21－4　ISRT 靶区勾画（三）

〔袁　媛　朱苏雨〕

第二十二章 宫颈恶性肿瘤的治疗

一、FIGO 分期与 TNM 分期

FIGO 分期是最常用的分期方法，它基于临床评估肿瘤大小、阴道或子宫旁组织的侵犯，已经膀胱或职场肿瘤侵犯。2009 年最新的 FIGO 分期更新了 ⅡA 期的亚分期，以肿瘤直径 4 cm 为界限。FIGO 分期主要靠相互补充的检查来确定，包括胸片及静脉肾盂造影（IVP）。

TNM 分期需要来自影像学检查的资料，包括体积测定和对受累淋巴结描述。

TNM 分期与 FIGO 分期的对应关系如表 22-1 所示。

表 22-1 宫颈癌分期

TNM 分期	FIGO 分期	
原发肿瘤（T）		
Tx		原发肿瘤无法评估
T0		没有原发肿瘤的证据
Tis[a]		原位癌（浸润前癌）
T1	Ⅰ	宫颈癌局限在子宫（扩展至子宫体将被忽略）
T1a[b]	ⅠA	镜下浸润癌。从上皮基础测量侵入基质最大深度为 5.0 mm 和水平扩散 7.0 mm 或更少。侵犯血管、静脉和淋巴不影响分期
T1a1	ⅠA1	间质浸润深度<3 mm，水平扩散≤7 mm
T1a2	ⅠA2	间质浸润深度 3~5 mm，水平扩散≤7 mm
T1b	ⅠB	肉眼可见癌灶局限于宫颈，或者镜下病灶>T1a/ⅠA2
T1b1	ⅠB1	肉眼可见癌灶最大径线≤4 cm
T1b2	ⅠB2	肉眼可见癌灶最大径线>4 cm
T2	Ⅱ	肿瘤超越子宫，但未达骨盆壁或未达阴道下 1/3
T2a	ⅡA	无宫旁浸润
T2a1	ⅡA1	肉眼可见癌灶最大径线≤4 cm
T2a2	ⅡA2	肉眼可见癌灶最大径线>4 cm
T2b	ⅡB	有宫旁浸润
T3	Ⅲ	肿瘤扩展到骨盆壁和/或累及阴道下 1/3 和/或引起肾盂积水或肾无功能
T3a	ⅢA	肿瘤累及阴道下 1/3，没有扩展到骨盆壁
T3b	ⅢB	肿瘤扩展到骨盆壁和/或引起肾盂积水或肾无功能
T4	ⅣA	肿瘤侵犯膀胱黏膜或直肠黏膜和/或超出真骨盆（泡状水肿不能为 T4 期）
区域淋巴结转移（N）		
Nx		区域淋巴结不能评估
N0		无区域淋巴结转移

续表

TNM 分期	FIGO 分期	
N1	ⅢB	区域淋巴结转移
远处转移（M）		
M0		无远处转移
M1	ⅣB	远处转移（包括腹膜转移，锁骨上转移，纵隔转移，中动脉旁淋巴结、肺、肝、骨转移）

ᵃFIGO 分期不再包括 0 期（原位癌）。

ᵇ所有宏观可见的病变，甚至是表浅侵犯 T1b/ⅠB。

二、综合治疗

宫颈癌的治疗是多学科的，取决于肿瘤大小、局部浸润和其他重要的预后因素，如组织学和淋巴结状态的详细信息。

（一）ⅠA1 期

标准治疗包括锥切或简单子宫切除术。在淋巴脉管浸润的情况下，推荐进行盆腔淋巴结切除术。在至少 2 个复发危险因素（深层间质浸润，淋巴脉管浸润，肿瘤体积大）的患者中，应考虑术后盆腔放射治疗联合化学治疗或不联合化学治疗。在切缘阳性、盆腔淋巴结受累的患者中，标准治疗包括术后EBRT（外照射放射治疗）加化学治疗，并进行阴道近距离放射治疗。

（二）ⅠA2 期

手术是标准治疗。年轻患者可行锥切或子宫颈切除术，其他患者可行根治性子宫切除术。如果切缘阳性或者宫旁浸润，则进行盆腔淋巴结切除或术后 EBRT 加化学治疗，并进行阴道近距离放射治疗。

（三）ⅠB1 期

没有标准治疗。可选择手术、外照射＋近距离治疗、近距离治疗＋手术，淋巴结阳性患者可选择"近距离放射治疗＋手术治疗＋EBRT"。

（四）ⅠB2～ⅣA 期

"EBRT＋同期化学治疗＋近距离放射治疗"是标准治疗方案。

三、放射治疗

（一）外照射放射治疗（EBRT）

以 CT 为基础的计划设计和适形铅挡块技术是目前 EBRT 的标准方法。MRI 是判断肿瘤浸润周围软组织和宫旁的最佳辅助检查。对不能手术的宫颈癌患者，PET 有助于确定转移淋巴结的范围，而且有助于对术后残留阳性淋巴结的诊断。

外照射的靶区需要包括大体肿瘤区（如果存在）、宫旁、宫骶韧带、骶前淋巴结及其他可能受累淋巴结和足够的阴道组织（距离肿瘤至少 3 cm）。如手术或影像学检查未发现阳性淋巴结，照射范围需包括髂外淋巴结、髂内淋巴结、闭孔淋巴结和骶前淋巴结群；如淋巴结转移的风险较大（如肿瘤体积大，可疑或确定低位真骨盆内淋巴结转移），照射范围还需要增加髂总淋巴结区；而对于髂总或腹主动脉旁淋巴结转移患者，则需要进行盆腔延伸野及腹主动脉旁淋巴结照射，照射野上界应达肾血管水平或根据淋巴结范围继续向头侧延伸，如病变已侵犯阴道下 1/3，双侧腹股沟淋巴结也应包括在照射范围内。

常规分割下（1.8～2.0 Gy/d）外照射控制镜下微转移灶所需剂量约为 45 Gy，如有未切除的肿大淋巴结，局部需推量 10～20 Gy 或增加近距离放射治疗。多数患者在外照射期间，都辅助以铂类为基础的同期化学治疗，化学治疗方案为顺铂单药或顺铂＋氟尿嘧啶。对于宫旁或盆壁大的病灶，可考虑在全盆放射治疗结束后给予宫旁加量。

调强放射治疗等高适形度放射治疗技术不仅能给区域淋巴结以大剂量照射，对于术后需行腹主动脉旁淋巴放射治疗的患者，还可以减少肠道等危及器官的剂量。但是对于初治中心性病变的宫颈癌患者来说，精确放射治疗如调强放射治疗和体部立体定向放射治疗（SBRT）不能常规取代近距离放射治疗。开展调强等适形放射治疗技术时，应注重治疗的重复性，包括靶区和正常组织的界定，患者内脏器官的运动及软组织形变，并进行严格的剂量和物理质控。建议每天行锥形束 CT（CBCT）等图像引导技术以明确是否有组织移位。

在适形放射治疗尤其调强放射治疗中，大体肿瘤区（GTV）、临床靶区（CTV）、计划靶区（PTV）、危及器官（OARs）、剂量体积直方图（DVH）等概念已经被明确定义。立体定向放射治疗（SBRT）是通过 1～5 次分割照射，将外照射聚焦达到一个很高剂量的放射治疗方法，可能对局限性病灶或孤立转移病灶有较好的效果。CTV 勾画示例如图 22－1～图 22－8 所示。

（二）近距离放射治疗

近距离放射治疗是宫颈癌根治性放射治疗的重要治疗手段。通常通过宫腔管和阴道施源器实施。阴道施源器通常有卵圆形、环状形和柱状体，可根据患者生理及肿瘤的解剖特点进行选择。治疗时，阴道施源器与宫腔管相连同时进行治疗。放射治疗前 MRI 有助于确定残余肿瘤几何形状。在患者接受 EBRT 时，近距离放射治疗通常在放射治疗后期进行，这时肿瘤体积已明显缩小，使得施源器放置的部位能够达到近距离治疗的理想几何形状。对部分极早期患者（如 ⅠA2 期），也可选择单纯近距离放射治疗。少数情况下，由于患者解剖因素或肿瘤形状无法进行近距离放射治疗时，可以选择组织间插植放射治疗，但是这种方法只能在有经验的单位由专家开展，如没有条件，尽早转诊给有经验的单位也是确保疗效的重要途径。

已行子宫切除术的患者，尤其是阴道切缘阳性或靠近切缘的患者，EBRT 后，可使用阴道柱状施源器对阴道残端推量放射治疗，剂量参考点通常设在阴道黏膜下 5 mm 处，治疗方案一般为 5.5 Gy×2 次（黏膜下 5 mm 为参考点）或 6 Gy×3 次（阴道表面为参考点），SBRT 不能常规替代近距离放射治疗。

迄今为止，A 点一直是最广泛使用的剂量参考点，代表宫颈旁剂量，但 A 点局限性在于没有考虑到肿瘤的三维形状及肿瘤与正常组织结构的相互关系。通常，A 点的处方剂量为早期病变 5.5 Gy×5 次，肿瘤较大或放射治疗不敏感者 6 Gy×5 次。已有证据表明，图像引导的近距离放射治疗可以提高患者的生存率并减少治疗副反应。MRI 提供了残留肿瘤最佳的软组织图像，在近距离治疗前行 MRI 检查，可以帮助确定肿瘤范围。没有 MRI 设备时也可以使用 CT，但 CT 对病灶范围的确定及靶区的勾画都远不如 MRI 准确。通过外照射和近距离放射治疗，高危 CTV（HR-CTV）靶区剂量需达到 80 Gy（2 Gy 单次分割等效生物剂量，EQD2），而对于肿瘤体积大或部分不敏感患者靶区剂量应该达到 87 Gy。根据已出版的指南，正常组织的限定剂量为：直肠≤65～75 Gy；乙状结肠≤70～75 Gy；膀胱≤80～90 Gy。如果达不到这些参数要求，应该考虑使用组织间插植技术。

（三）放射治疗剂量

图像引导的近距离放射治疗技术鼓励处方剂量采用 HR-CTV。一直以来，近距离放射治疗最常用剂量系统是在解剖基础上，对 A 点进行明确定义，并结合对子宫和阴道放射源的驻留和活性的分配进行规范化而建立的，同时，也对标准化的 B 点、膀胱点和直肠点进行剂量分析。目前 3D 图像引导的近距离放射治疗技术都致力于优化肿瘤靶区的覆盖，同时减少邻近膀胱、直肠和肠管的照射。然而，既往的经验和对照研究以及即将开展的临床研究，都是以 A 点剂量系统为基础，建议在使用图像引导的近距离放射治疗增加放射治疗剂量时，治疗剂量不应低于传统 A 点剂量系统的推荐。

NCCN 指南对 A 点的剂量推荐都是以传统的、经广泛验证的低剂量率近距离（LDRs）治疗剂量分割为基础。在这个剂量系统里，外照射采用 1.8～2 Gy/d，近距离放射治疗采用 A 点 LDRs 的剂量为 40～70c Gy/h。如果使用高剂量率（HDR）进行近距离放射治疗，则需通过线性二次模型将 A 点 HDR 的剂量转换为具有相同生物学效应的 LDR 剂量。联合使用 EBRT 时，近距离放射治疗计划有很多种，但最常用的 HDR 方法是采用 5 次宫腔和阴道施源器插入，每次 A 点剂量为 6 Gy，A 点总剂量达到 30 Gy/5 次，转化为 LDR 等效生物学剂量为 A 点 40 Gy。欧洲的临床研究也建议，对于高危 CTV，

28 Gy/4 次也是一个合理的使用方法。小肿瘤和消退迅速的肿瘤可以适当减小近距离放射治疗的剂量。

（四）初治病例的根治性放射治疗

未接受手术的初治宫颈癌患者外照射靶区应根据手术及影像检查确定的淋巴结状态而定，原发肿瘤及区域淋巴引流区的外照射剂量约为 45 Gy（40～50 Gy），并使用近距离放射治疗对原发肿瘤进行推量，使 A 点剂量增加 30～40 Gy（LDR 等效剂量）。根据指南建议，这时 A 点总剂量在体积小的肿瘤要达到 80 Gy，体积大的肿瘤要≥85 Gy。存在明显增大且未切除的淋巴结，需要使用高适形度的 EBRT 追加放射治疗，额外给予 10～15 Gy。高剂量照射尤其使用 EBRT 时，需要特别注意正常组织的放射治疗耐受剂量，严格控制位于高剂量区内的正常器官照射剂量，避免过量照射。

（五）子宫切除术后的辅助放射治疗

子宫切除术后病理学检查发现高危或中危因素时需补充术后辅助放射治疗。放射野至少需要包括以下部位：阴道断端下 3～4 cm、宫旁组织和邻近的淋巴结引流区（如髂外淋巴结和髂内淋巴结）。确定有淋巴结转移时，放射野的上界还需要相应延伸，通常推荐按标准分割放射治疗，剂量为 45～50 Gy。对于不能切除的肿大淋巴结，需要通过高适形度 EBRT 追加剂量 10～15 Gy，高剂量照射尤其使用 EBRT 时，需要特别注意正常组织的放射治疗耐受剂量。

外照射与近距离治疗通常是联合使用的，总的治疗时间应该少于 55 天。（图 22 - 1～图 22 - 8）

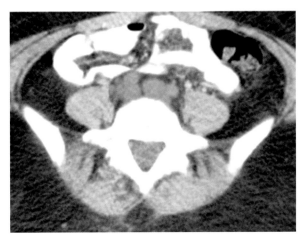

图 22 - 1　髂总上部 CTV

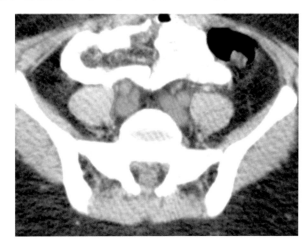

图 22 - 2　髂总中部（红色）骶前（蓝色）CTV

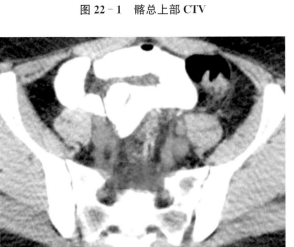

图 22 - 3　髂总下部（红色）骶前（蓝色）CTV

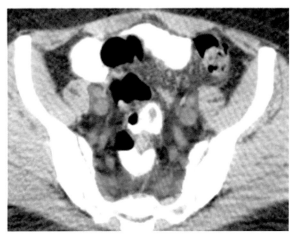

图 22 - 4　髂外上部髂内（红色）骶前（蓝色）CTV

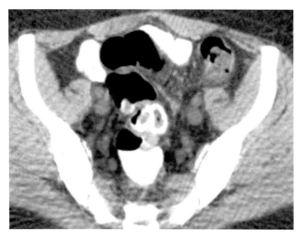

图 22 - 5　髂外髂内 CTV

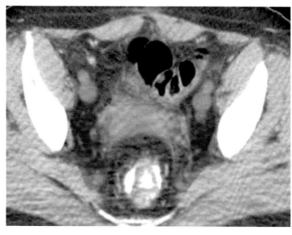

图 22 - 6　髂外髂内（红色）宫旁/阴道（绿色）CTV

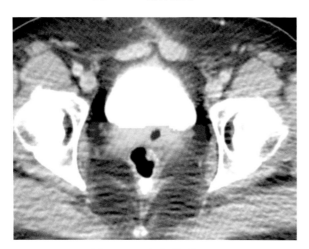

图 22 - 7　宫旁/阴道 CTV

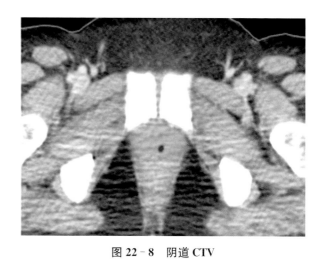

图 22 - 8　阴道 CTV

〔梁　博　倪千喜〕

第二十三章　肿瘤温热治疗

一、概述

肿瘤温热治疗是指利用非电离辐射物理因子的生物热效应，使生物组织加热升温，杀灭肿瘤组织或促进肿瘤细胞凋亡，从而达到治疗目的的一类物理治疗方法。

动物实验和细胞学研究都证实，肿瘤细胞比正常细胞对热有更高的感受性，特别是肿瘤中心部处于低氧、低营养状态，因肿瘤细胞活跃的糖酵解作用，pH 呈酸性，易受温度影响。肿瘤部位的血管与正常血管相比，结构粗糙而且无神经支配，更易受温度影响。肿瘤中心部可行 43 ℃以上加温治疗，但肿瘤周边部因有正常组织细胞存在，所以肿瘤周边部加温温度必须保持在 43 ℃以下，以免造成副损伤。

研究显示温热治疗肿瘤的原理分为直接杀伤和间接杀伤。

其中直接杀伤肿瘤细胞主要有以下机制。①破坏肿瘤细胞膜：温热治疗对肿瘤细胞膜（常温下呈液晶相）的流动性、通透性及细胞内的环境有所改变，肿瘤细胞膜的胆固醇含量低且有很强的流动性，温热作用明显；②改变肿瘤细胞骨架：可改变细胞形态、有丝分裂期等，因此可损伤细胞骨架；③抑制脱氧核糖核酸（DNA）合成：温热治疗会使与 DNA 结合的染色体蛋白受损伤，从而聚集核内变性蛋白，导致其他分子的功能也受到影响。

温热治疗对肿瘤血管的作用。①肿瘤组织的血管网没有正常组织发达，调节作用差，当给予温热治疗时，肿瘤内热量比正常组织消散慢，致使温热治疗时肿瘤部位温度高于邻近正常组织 3 ℃～5 ℃，从而使肿瘤组织和肿瘤血管更容易受到损伤；②局部高温可以增强肿瘤血管的通透性，然后将血管转化为高速率的转运点，最终促进免疫细胞的招募（即自然杀伤细胞、CD8$^+$ T 细胞和中性粒细胞）进入肿瘤组织；③局部 HT 可以通过激活 HIF-1 及其下游靶点［如 VEGF 和 pyruvate 脱氢酶激酶 1（PDK1）］促进肿瘤血管灌注和 PO$_2$ 的改变，并改变肿瘤细胞的代谢信号通路；④温热治疗还可以通过抑制血管内皮生长因子表达、阻碍肿瘤血管内皮细胞增殖，从而抑制肿瘤组织的生长。

温热治疗可促进细胞凋亡，引起肿瘤细胞凋亡的机制。①高热可以抑制 DNA、核糖核酸（RNA）及蛋白质的合成；②高热可以损害细胞膜的正常功能，使细胞膜的通透性发生改变，引起蛋白外溢，核染色质结构发生改变，导致癌细胞的死亡。

同时，温热治疗对免疫可产生影响，其影响机制如下：①加热可以提高热休克蛋白的表达，包括 HSP27、HSP70、HSP90。Hsp70 能同时激活机体特异性免疫应答和固有免疫应答，增加全身细胞毒 T 淋巴细胞和 NK 细胞的数量与活性，增加巨噬细胞和颗粒细胞，从而增强机体的抗肿瘤免疫能力。②肿瘤细胞表面的 MHC 类 I 配体（MICA/B），可于 39.5 ℃～45 ℃的温度被过度表达，然后激活在 NKs 或 CD8$^+$ T 细胞上的受体 NKG2D，从而激活这两类细胞。③肿瘤分泌的外泌体中含有大量的肿瘤抗原，可将其呈递到 APCs，激活 DCs 并诱导肿瘤特异性 CD8$^+$ T 细胞应答。有研究报道，HSP70 起源于肿瘤外泌体，可选择性激活 NK 细胞，导致免疫反应增强。因此，HT 可以通过加热诱导的外泌体促进抗肿瘤免疫反应；在一个大鼠胶质瘤模型中，施加磁感应温热治疗后发现，经过该温热治疗的荷瘤鼠，不仅肿瘤生长强烈受抑制，而且 50％的大鼠可以抵抗胶质瘤细胞的再次攻击，尤其那些瘤细胞过表达 HSP70 的大鼠，温热治疗后可以完全抵抗胶质瘤细胞的再次攻击。

温热治疗的临床分类，主要按照不同的温度进行划分，分为温热（即高热）和热消融两大类。也有按照部位进行划分的，分为局部温热治疗（浅表、深部/区域性）、全身温热治疗。这些加热源可以是微波、射频、超声波、红外光、激光、磁介导温热治疗等。不同的加热源加热原理不完全一样。

目前用于温热治疗的常用设备是微波、射频。它们的加热是物理作用原理。①微波：组织受到外加电磁场作用，粒子间剧烈摩擦，微波在媒介中不断被组织吸收、损失能量，通过产生欧姆加热效应为主的加热模式，所产生的热效应使组织升温。主要用于外部浅表、腔内或组织间加热。微波的特点是，对含水量高和 pH 值低的组织较敏感，且加热时间短，有效地消除大体积肿瘤，保证肿瘤内部温度分布均匀，保证较少的热耗散等。医用常用频率为 433 MHz、915 MHz、2.45 GHz。②射频：电流通过组织时，给组织两端加以电压，之中的带电粒子（电子、离子）受电场驱使进行运动产生电流，电流受到欧姆电阻损耗产生焦耳热；此外，受电场在射频电场中高速振动而摩擦生热。射频的特点是，有较深的穿透深度，但在脂肪内吸收高，频率越低吸收越高，肥胖患者容易发生皮下脂肪硬结。目前医用产品常用频率：8 MHz、13.56MHz、48.68 MHz、75～120 MHz。

据报道，肿瘤的温热治疗主要用于头颈部恶性肿瘤、肺癌、食管癌、乳腺癌、大肠癌、前列腺癌、宫颈癌、卵巢癌、腹膜转移癌等多种肿瘤，治疗模式与放射治疗、化学治疗联合。

二、适应证、禁忌证与不良反应

（一）浅部温热治疗

1. 适应证　预期单纯放射治疗/放射治疗、化学治疗治疗效果不佳，年龄≥18 岁，身体状况评分 ECOG 0～2。

（1）全身各部位的皮肤癌肿：包括鳞状细胞癌、腺癌和黑色素瘤等。

（2）全身各浅表淋巴结的转移癌：如颈部、锁骨上区、腋窝、腹股沟等。

（3）浅表器官及肢体的恶性肿瘤：①头颈部的原发瘤，如唇癌、牙龈癌、颊黏膜癌、面部、头皮及耳郭的癌瘤；②外阴癌、肛门癌；③四肢的癌肿，如软组织肉瘤、骨肉瘤；④晚期乳腺癌。

（4）胸腹壁复发或转移的肿瘤。

2. 禁忌证　①伴重要脏器严重疾患或功能衰竭，或/和有不可纠正的凝血功能障碍，不能耐受放射治疗、化学治疗；②恶病质；③合并局部或全身感染/发热（体温≥38 ℃），活动性结核；④加温区体内植入有非钛金属物及佩戴心脏起搏器；⑤血常规严重异常（贫血或感染）；⑥植有心脏起搏器的患者及其他辅助电子设备携带者、大尺寸非钛金属植入者；⑦神智异常、无自主表达能力。

3. 不良反应及处理和预防

（1）不良反应：皮肤烫伤，多数表现为皮肤急性的轻度烫伤，如红肿、水疱。

（2）处理和预防：

1）治疗中：监测注意容易发生烫伤的部位（瘢痕）；严密进行温度监测，注意与患者的及时交流，及时调整治疗功率；采取局部降温处理及局部涂抹药物。

2）治疗毕：仔细检查治疗部位是否有发生烫伤的迹象；疑似或问题部位及时涂抹烫伤药物；进行相关健康宣教（创面清洁与药物涂抹）。

3）治疗后：维持局部用药，不随意更换药物；烫伤未愈者暂缓下一次加热治疗；出现合并感染者加用抗菌药物。推荐治疗药物为湿润烧伤膏。

（二）深部热疗

1. 适应证　适用于除颅内头颈部肿瘤以外的全身各部位肿瘤，预期单纯放射治疗/放射治疗、化学治疗效果不佳，年龄≥18 岁，身体状况评分 ECOG 0～2。

（1）胸部肿瘤：如食管癌、肺癌、纵隔肿瘤、胸膜肿瘤、心包肿瘤以及癌性胸腔积液等。

（2）腹部肿瘤：如肝癌、胰腺癌、胃癌、结肠癌、胆囊癌、腹膜后肿瘤、癌性腹水等。

（3）盆腔肿瘤：如膀胱癌、前列腺癌、直肠癌、宫颈癌、卵巢癌等。

（4）恶性淋巴瘤：骨与软组织肿瘤和恶性黑色素瘤等。

（5）骨转移瘤：主要用于难以耐受放射治疗的姑息止痛。

2. 禁忌证

（1）绝对禁忌：①无自主行为能者；②合并有重要脏器功能衰竭不能耐受放射治疗、化学治疗者，及合并有器质性中枢神经疾病者；③合并恶病质、水电解质严重紊乱、严重心肺功能不全者；④感染急性期及合并发热者；⑤植有心脏起搏器及其他辅助电子设备携带者、治疗区域体内植入有大尺寸非钛金属及佩戴心脏起搏器者；⑥腹部治疗合并肠梗阻，及孕妇/女性经期；⑦神智异常、无自主表达能力。

（2）相对禁忌：伴有神经症状的脑转移者；冠心病；腹部皮下脂肪过厚者；加温局部皮肤有感染和溃烂者。

3. 不良反应及处理

（1）脂肪层过热：采用在电极与人体表面之间填充冷水袋等措施加以克服。

（2）电流集中效应：①采用体表冷却措施；②在电极与人体体表之间插入导电衬垫层；③插入有冷却作用的生理盐水循环水袋（bolus）；④位于消化器官空腔脏器及骨骼间隙处的空气间隙无有效的冷却方法，需要在治疗中加以注意。

（3）心律失常：常见症状为加热后心率加快，大量出汗后导致急性轻度脱水。一般处理，可适量补充含电解质液体，严重者可以加用减慢心率药物。

（4）疼痛：多见于射频深部温热治疗出现脂肪结节所致，一般无须特殊处理，难以耐受者可适量服用止痛药物。

三、注意事项

向患者交代治疗目的、方法、治疗注意事项及易出现的并发症。

（一）最佳治疗开始时间

温热治疗的介入越早治疗效果越好。原则上尽可能在放射治疗后1周开始，计划性应用效果优于随意性，效果依据总累积显现。

（二）治疗频率

为避免热休克蛋白对治疗的影响，原则上2次间隔时间需72小时。

（三）治疗次数

根据病情需要进行笃定，一般不应少于4次。

（四）治疗序贯

1. 放射治疗　原则上在放射治疗前后进行温热治疗增敏对疗效影响不大，但根据本院的情况，为避免出现温热治疗后放射治疗因设备故障而停放，以放射治疗后进行温热治疗更为适宜。

2. 化学治疗　在化学治疗期间以化学治疗药物使用当天进行同步温热治疗为最佳，因为此时血药浓度最高。

（五）测温

治疗时必须进行温度检测。一般微波浅表温热治疗主要监测皮温；射频深部温热治疗，除要监测皮温外，还须监测体内温度。

（六）特殊情况处理

1. 女性进行腹部深部治疗时，需要取出金属避孕环。

2. 对于佩戴助听器类电子设备携带者，治疗时需取下；原则上佩戴心脏起搏器者不宜接受电磁波类的温热治疗。

3. 重要脏器保护措施

（1）睾丸：使用微波对腹股沟区进行治疗时，需加强对睾丸加强防护，进行局部降温，避免发生一过性不孕。

（2）晶体：使用微波对近眼面部区域进行治疗时，可通过减少对眼部的辐射而进行防护。

四、疗效评价

（一）实体瘤

实体瘤的疗效评价参照 RECIST 1.1 标准，同时应结合患者临床症状改善、PET-CT 检查结果及日本温热治疗学会标准综合考虑。

1. 评价标准

采用 RECIST 1.1 标准，根据 CT 或 MRI 结果，对可测量的目标病灶，计算其温热治疗前后肿瘤最大直径差值的绝对值与治疗前肿瘤最大直径的比值（多个病灶者则计算每个肿瘤直径之和）；对非目标病灶（目标病灶以外的其他病灶）应在基线上记录，但无须测量，在随诊期间，要注意其存在或消失。

2. 缓解标准

（1）目标病灶（靶病灶）评价：

1）完全缓解（CR）：所有靶病灶消失。

2）部分缓解（PR）：靶病灶总径与基线相比缩小≥30％。

3）稳定（SD）：介于 PR 和 PD 之间。

4）进展（PD）：以靶病灶直径之和的最小值为参照，直径和增加≥20％；除此之外，必须满足直径和的绝对值增加至少 5 mm 或出现一个或多个新病灶。

因温热治疗容易引起瘤内坏死，而肿瘤大小变化不一定明显，日本温热治疗学会还根据肿瘤体积变化和 CT（或其他影像诊断）上肿瘤内的低密度区域的变化来评价温热治疗的效果，即在温热治疗后 2 个月内复查增强 CT（或 MRI，PET-CT 等）片，在肿瘤最大层面的断面上，观察低密度区（low dense area，LDA，为肿瘤坏死区，HU 减少≥15％）所占肿瘤面积的比例和肿瘤边缘部位非低密度区（肿瘤壁或包膜）的厚度为指标进行疗效判定。

1）显效（CR）：靶病灶经检查完全消失者或者靶病灶瘤体内低密度区达 80％以上，肿瘤壁无增厚。

2）有效（PR）：①瘤体内低密度区达 80％以上，但肿瘤壁有部分增厚。②低密度区为 50％～80％者亦认为有效。

3）无效（NC）：低密度区未超过 50％者。

（2）非目标病灶评价：

1）CR：所有非目标病灶消失和肿瘤标志物水平正常。

2）SD：一个或多个非目标病灶或/和肿瘤标志物高于正常持续存在。

3）PD：出现一个或多个新病灶或/和存在非目标病灶进展。

五、温热治疗流程

根据病情需要，填写会诊申请单由温热治疗室医生进行会诊→确认无禁忌证后签署知情同意书→开具医嘱→由患者或患者家属将处方交温热治疗操作护士进行确费及预约治疗时间，处方上需标明治疗部位→将温热治疗预约单交放射治疗机房→按约定治疗时间进行温热治疗，患者携带自备湿润烧伤膏备用→治疗时确定治疗部位及治疗时间→由护士操作实施，治疗时监测温度→根据患者主诉、温度监测值等动态调整治疗参数→检查治疗部位皮肤/及时处理烫伤→每一次治疗均打印治疗单，由患者交给主管医师。

〔刘　珈〕

第二十四章　　淋巴结分区图谱

一、头颈部肿瘤淋巴结分区

RTOG，EORTC，TROG 头颈部肿瘤淋巴结分区指南如图 24 - 1～图 24 - 15 所示。

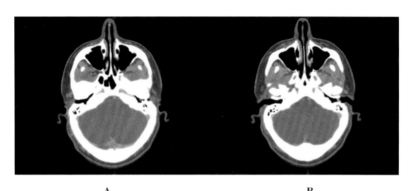

A　　　　　　　　　　　　　B

图 24‐1　头颈部肿瘤淋巴结分区（一）

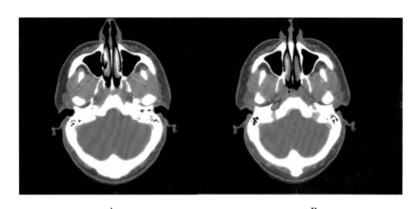

A　　　　　　　　　　　　　B

图 24‐2　头颈部肿瘤淋巴结分区（二）

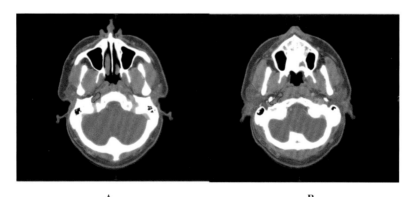

A　　　　　　　　　　　　　B

图 24‐3　头颈部肿瘤淋巴结分区（三）

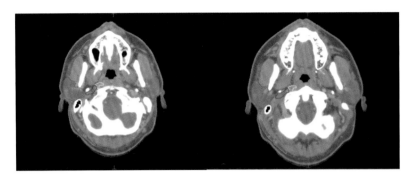

A　　　　　　　　　　　　　B

图 24 - 4　头颈部肿瘤淋巴结分区（四）

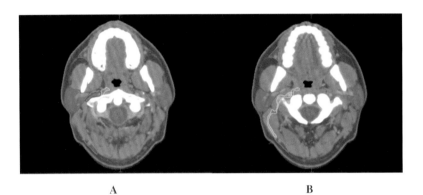

A　　　　　　　　　　　　　B

图 24 - 5　头颈部肿瘤淋巴结分区（五）

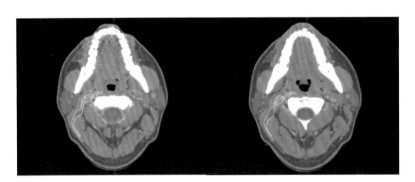

A　　　　　　　　　　　　　B

图 24 - 6　头颈部肿瘤淋巴结分区（六）

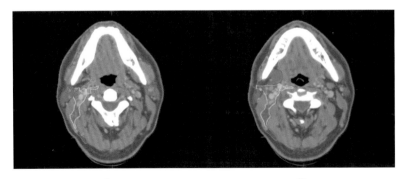

A　　　　　　　　　　　　　B

图 24 - 7　头颈部肿瘤淋巴结分区（七）

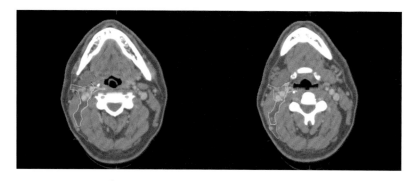

A   B

图 24‑8　头颈部肿瘤淋巴结分区（八）

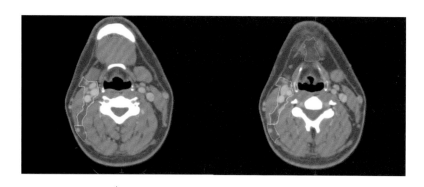

A   B

图 24‑9　头颈部肿瘤淋巴结分区（九）

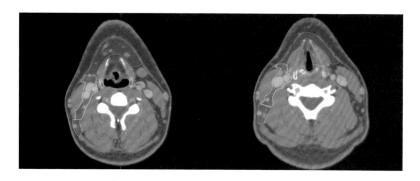

A   B

图 24‑10　头颈部肿瘤淋巴结分区（十）

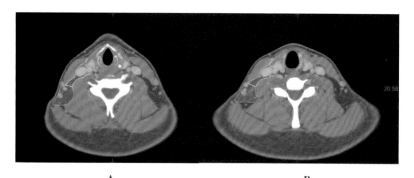

A   B

图 24‑11　头颈部肿瘤淋巴结分区（十一）

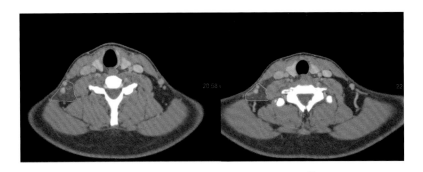

A   B

图 24 - 12　头颈部肿瘤淋巴结分区（十二）

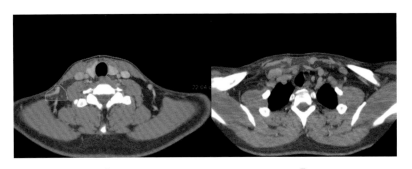

A   B

图 24 - 13　头颈部肿瘤淋巴结分区（十三）

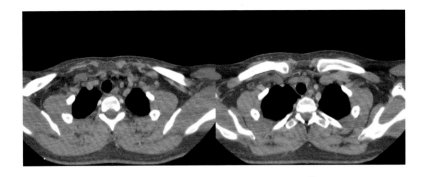

A   B

图 24 - 14　头颈部肿瘤淋巴结分区（十四）

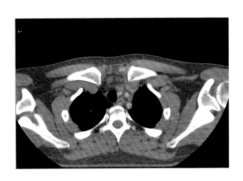

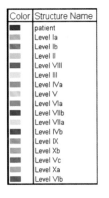

A   B

图 24 - 15　头颈部肿瘤淋巴结分区（十五）

淋巴结区域的解剖边界如表 24-1 所示。

表 24-1 　　　　　　　　　　　　　　　　　　　淋巴结区域的解剖边界

淋巴结区		上界（头）	下界（脚）	前　界	后　界	外　界	内　界
Ⅰ	Ⅰa	下颌舌骨肌	颈阔肌（二腹肌前腹下缘）	下颌联合	舌骨体、下颌舌骨肌	二腹肌前腹内缘	无
	Ⅰb	颌下腺上缘、下颌舌骨肌	通过舌骨下缘和下颌骨下缘的平面或颌下腺腺下缘（最下的层面）、颈阔肌	下颌联合	颌下腺后缘（上）、二腹肌后腹（下）	下颌骨内侧、颈阔肌（下）、翼内肌（后）	二腹肌前腹外侧（下）、二腹肌后腹（上）
Ⅱ	Ⅱa	第1颈椎横突下缘	舌骨体下缘	下颌下腺下缘、二腹肌后腹后缘	颈内静脉后缘	胸锁乳突肌内面、颈阔肌、腮腺、二腹肌后腹	颈内动脉内缘、斜角肌
Ⅱ	Ⅱb	第1颈椎横突下缘	舌骨体下缘	颈内静脉后缘	胸锁乳突肌后缘	胸锁乳突肌内面、颈阔肌、腮腺、二腹肌后腹	颈内动脉内缘、斜角肌
Ⅲ	Ⅲ	舌骨体下缘	环状软骨下缘	胸锁乳突肌前缘、甲状舌骨肌后1/3	胸锁乳突肌后缘	胸锁乳突肌内面	颈总动脉内缘、斜角肌
Ⅳ	Ⅳa	环状软骨下缘	胸骨柄上缘上2cm	胸锁乳突肌前缘（上）、胸锁乳突肌肉（下）	胸锁乳突肌后缘（上）、中斜角肌（下）	胸锁乳突肌内面（上）、胸锁乳突肌外缘（下）	颈总动脉内缘、甲状腺外侧缘、中斜角肌（上）、胸锁乳突肌内侧（下）
	Ⅳb	胸骨柄上缘上2cm	胸骨柄上缘	胸锁乳突肌内面、锁骨内面	中斜角肌前缘（上）、肺尖、头臂静脉、头臂干（右侧）、左颈总动脉、左锁骨下动脉（下）	斜角肌外侧	Ⅳ区外侧界（气管前部分）、颈总动脉内侧缘
Ⅴ	Ⅴa	舌骨体上缘	环状软骨下缘	胸锁乳突肌后缘	斜方肌前缘	颈阔肌、皮肤	肩胛提肌、斜角肌（下）
	Ⅴb	环状软骨上缘	颈横血管下缘平面	胸锁乳突肌后缘	斜方肌前缘	颈阔肌、皮肤	肩胛提肌、斜角肌（下）

续表

淋巴结区		上界（头）	下界（脚）	前界	后界	外界	内界
	Vc	颈横血管下缘平面	胸骨柄上缘上2cm	皮肤	斜方肌前缘（上）、前锯肌前1cm（下）	斜方肌（上）、锁骨（下）	斜角肌、胸锁乳突肌外侧、Ⅳa区外侧
Ⅳ	Ⅳa	舌骨下缘或颌下腺下缘（以最靠下的层面为准）	胸骨柄上缘	皮肤、颈阔肌	甲状下肌群前缘	双侧胸锁乳突肌前缘	无
	Ⅳb	甲状软骨下缘	胸骨柄上缘	喉表面、甲状腺和气管（喉前和气管前淋巴结）、椎前肌（右侧）/食管（左侧）	双侧颈总动脉	气管、食管（下）侧面	
Ⅶ	Ⅶa	第1颈椎上缘、硬腭	舌骨体上缘	上、中咽缩肌后缘	头长肌、颈长肌	颈内动脉内侧	头长肌外侧平行线
	Ⅶb	颅底（颈静脉孔）	第一颈椎横突下缘（Ⅱ区上界）	茎突前咽旁间隙后缘	第1颈椎椎体、颅底	茎突、腮腺深叶	颈内动脉内缘
Ⅷ	Ⅷ	颧弓、外耳道	下颌角	下颌骨升支后缘、咀嚼肌后缘（外）、二腹肌后腹（内）	胸锁乳突肌前缘（外）、二腹肌后腹（内）	皮下组织的面部浅表肌肉腱膜系统	茎突、茎突肌
Ⅸ	Ⅸ	眼眶下缘	下颌骨下缘	皮下组织的面部浅表肌肉腱膜系统	咀嚼肌前缘、颊质体（Bichat脂肪垫）	皮下组织的面部浅表肌肉腱膜系统	颊肌
Ⅹ	Ⅹa	外耳道上缘	乳突末端	乳突前缘（下）、外耳道后缘（上）	枕淋巴结前缘即胸锁乳突肌后缘	皮下组织	头颊肌（下）、颞骨（头）
	Ⅹb	枕外隆突	Ⅴ区上界	胸锁乳突肌后缘	斜方肌前外侧缘	皮下组织	头颊肌

二、肺癌纵隔淋巴结分区 IASLC（图 24 - 16～图 24 - 24、表 24 - 2～表 24 - 10）

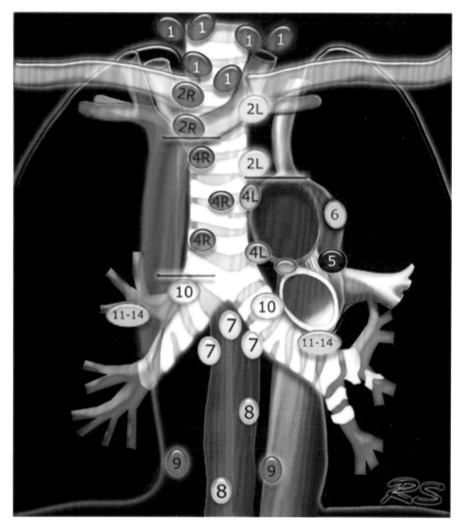

图 24‑16　肺癌纵隔淋巴结分区

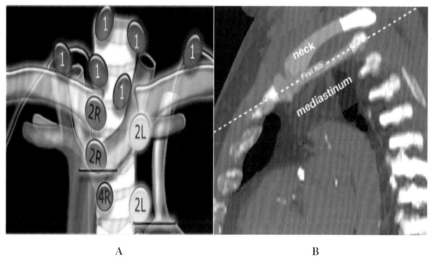

A　　　　　　　　　　　　　　　　B

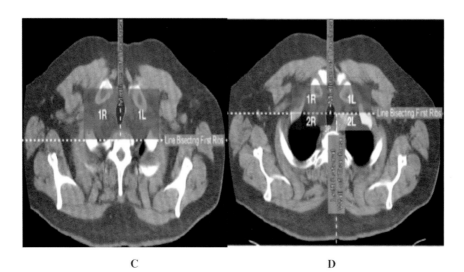

C   D

图 24‑17　1 区淋巴引流区

表 24‑2	1 区淋巴引流区
上界	环状软骨下缘
下界	锁骨与胸骨柄上缘
左右分界	气管中线是 1R 与 1L 的分界线
颈部与纵隔的分界	胸廓入口，第一左右肋骨中点连线为标记

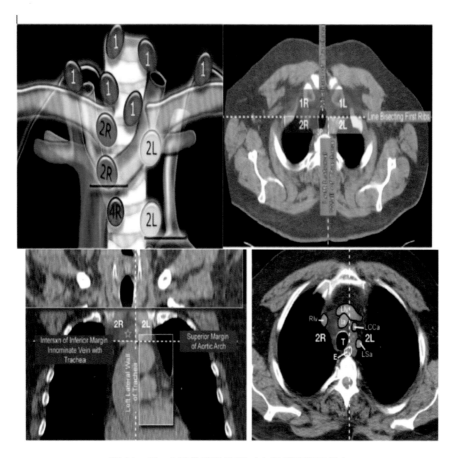

图 24‑18　2 区淋巴引流区（上气管旁淋巴结）

表 24 - 3　　　　　　　　　　　　　　　　　　2 区淋巴引流区的定义

2 区	2R（右上气管旁）	2L（左上气管旁）
上界	右肺尖、胸膜腔，中线处以胸骨柄上缘为界	左肺尖、胸膜腔，中线处以胸骨柄上缘为界
下界	无名静脉下缘与气管交汇处	主动脉弓上缘
左右分界	气管左侧缘	气管左侧缘

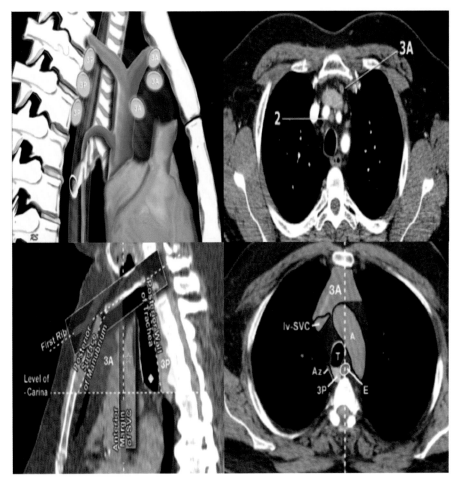

图 24 - 19　3 区淋巴引流区

表 24 - 4　　　　　　　　　　　　　　　　　　3 区淋巴引流区的定义

3 区	3A（血管前）	3P（气管后）
上界	胸廓顶端	胸腔顶端
下界	气管隆突水平	气管隆突
前界	胸骨后方	
后界	右侧：上腔静脉前缘 左侧：左颈总动脉	

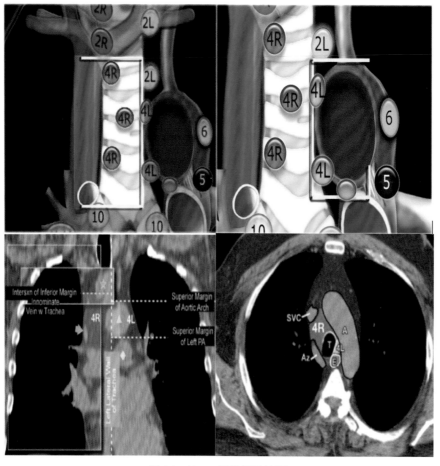

图 24 - 20　4 区淋巴引流区

表 24 - 5　　　　　　　　　　　　　4 区淋巴引流区的定义

4 区	4R（右上气管旁）	4L（左上气管旁）
上界	无名静脉下缘与气管交界区	主动脉弓上缘
下界	奇静脉下缘	左侧主肺动脉上缘
左右分界	气管左侧缘	气管左侧缘

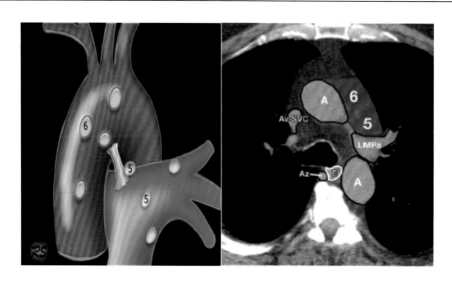

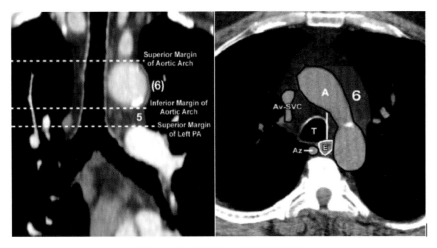

图 24 - 21　5 区和 6 区淋巴引流区

表 24 - 6　　　　　　　　　　　　　　5 区和 6 区淋巴引流区的定义

分　区	定　　　义	上　　界	下　　界
5	主动脉弓下缘 （肺动脉外侧）	主动脉弓下缘	左肺动脉上缘
6	主动脉旁淋巴结 （升主动脉与主动脉弓前方与外侧）	主动脉弓上缘切线位	主动脉弓下缘

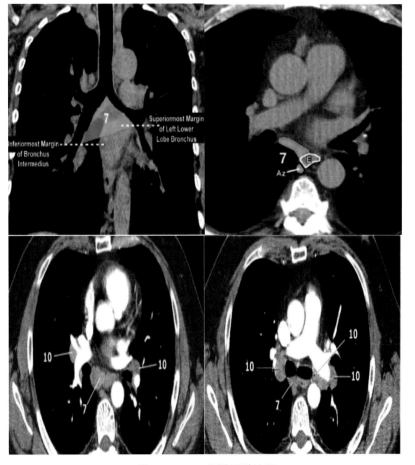

图 24 - 22　7 区淋巴引流区

表 24 - 7   7 区淋巴引流区的定义

分 区	定 义	上 界	下 界
7	隆突下淋巴结	气管隆突	右侧：中间支气管下缘 左侧：下叶支气管上缘

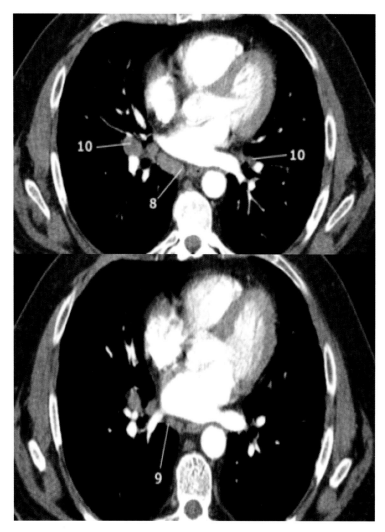

图 24 - 23   8 区和 9 区淋巴引流区

表 24 - 8   8 区和 9 区淋巴引流区的定义

分 区	定 义	上 界	下 界
8	食管旁淋巴结	7 区下缘	膈
9	肺韧带淋巴结	下肺静脉	膈

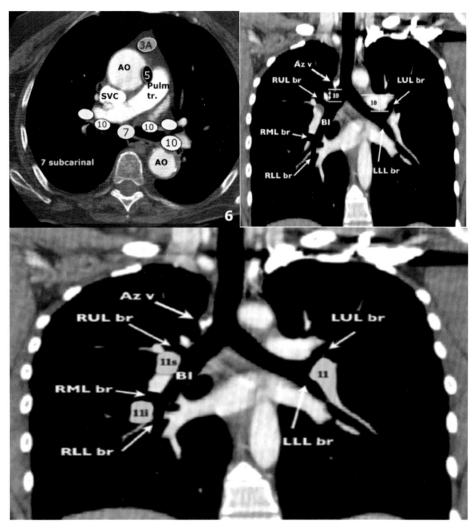

图 24 - 24　10 区和 11 区淋巴引流区

表 24 - 9　　　　　　　　　　　　　　　　10 区和 11 区淋巴引流区的定义

分 区	定 义	上 界	下 界
10R	肺门淋巴结（紧邻主支气管和肺门血管，包括肺静脉和主肺动脉近端淋巴结）	奇静脉下缘	双侧叶间区域
10L	肺门淋巴结（紧邻主支气管和肺门血管，包括肺静脉和主肺动脉近端淋巴结）	肺动脉上缘	双侧叶间区域
11	叶间淋巴结（肺叶支气管起始之间） 11s 组：右肺上叶支气管与中间支气管之间 11i 组：右侧中下叶支气管之间		

表 24-10   IASLC 2009 胸部淋巴结分区定义

分区	定义	上界	下界	前界	后界	左右分界
1	下颈部、锁骨上与胸骨颈静脉切迹淋巴结	环状软骨下缘	双侧锁骨及胸骨上缘			中线
2R	右上气管旁	右肺尖、胸膜腔，中线处以胸骨柄上缘为界	无名静脉下缘与气管交汇处			
2L	左上气管旁	左肺尖、胸膜腔，中线处以胸骨柄上缘为界	主动脉弓上缘			
3A	血管前	胸廓顶端	气管隆突水平	胸骨后方	右侧：上腔静脉前缘 左侧：左颈总动脉	
3P	气管后	胸腔顶端	气管隆突			
4R	右下气管旁	无名静脉下缘与气管交界区	奇静脉下缘			气管左侧缘
4L	左下气管旁	主动脉弓上缘	左侧主肺动脉上缘			气管左侧缘
5	主动脉弓下缘（肺动脉外侧）	主动脉弓下缘	左肺动脉上缘			
6	主动脉旁淋巴结（升主动脉与主动脉弓前方与外侧）	主动脉弓上缘切线位	主动脉弓下缘			
7	隆突下淋巴结	气管隆突	右侧：中间支气管下缘 左侧：下叶支气管上缘			
8	食管旁淋巴结	7区下缘	膈			
9	肺韧带淋巴结	下肺静脉	膈			
10R	肺门淋巴结（紧邻主支气管和肺门血管，包括肺静脉和主肺动脉近端淋巴结）	奇静脉下缘	双侧叶间区域			
10L	肺门淋巴结（紧邻主支气管和肺门血管，包括肺静脉和主肺动脉近端淋巴结）	肺动脉上缘	双侧叶间区域			
11	叶间淋巴结（肺叶支气管起始之间） 11s 组：右肺上叶支气管与中间支气管之间 11i 组：右侧中下叶支气管之间					

续表

分 区	定 义	上 界	下 界	前 界	后 界	左右分界
12	肺叶淋巴结：邻近肺叶支气管					
13	肺段淋巴结：邻近肺段支气管					
14	压段支气管：邻近压段支气管					

三、胃癌淋巴引流区

（一）胃的淋巴引流

详见第十五章相关内容。

（二）淋巴引流区勾画方法（图 24 - 25～图 24 - 36）

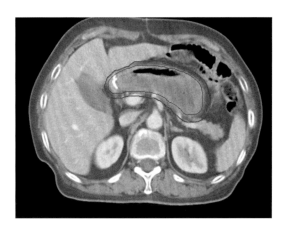

图 24 - 25　No. 1～No. 6 淋巴结区勾画

残胃外扩 0.5～1 cm

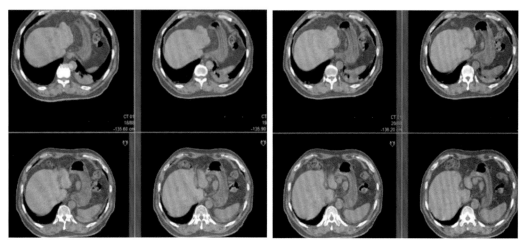

图 24 - 26　No. 7 淋巴结区勾画

上界：胃贲门下缘；下界：腹腔干上缘；前界：胃小弯侧前缘；后界：腹主动脉前缘；右界：肝左侧缘；左界：胃右侧缘

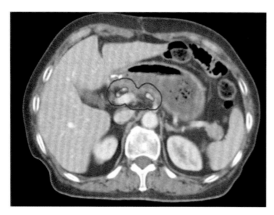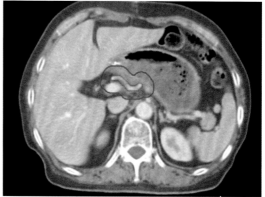

图 24 - 27 No. 8 淋巴结区勾画

从腹腔干分出肝总动脉起点到肝总动脉分出胃十二指肠动脉为止

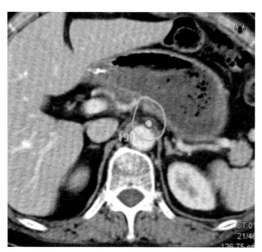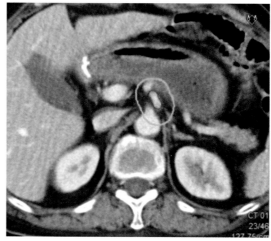

图 24 - 28 No. 9 淋巴结区勾画

起于腹主动脉前缘，止于脾动脉起始部

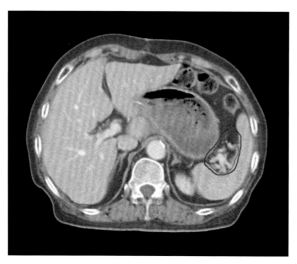

图 24 - 29 No. 10 淋巴结区勾画

勾画脾门区血管，外扩 0.5～1 cm

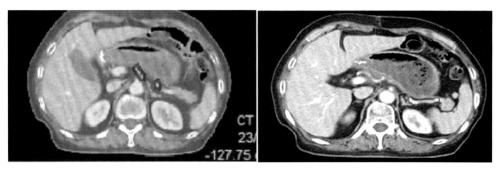

图 24‑30　No. 11 淋巴结区勾画

勾画脾动脉

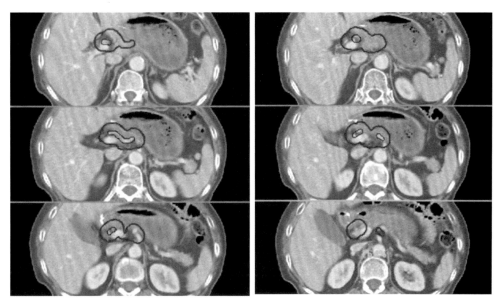

图 24‑31　No. 12a 淋巴结区勾画

从肝固有动脉分为肝左、右动脉到肝总动脉

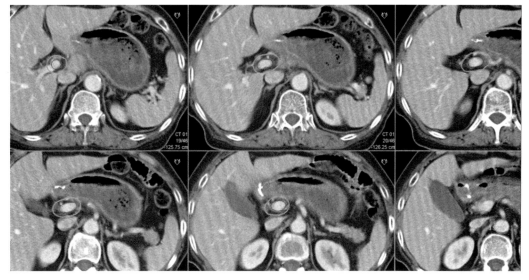

图 24‑32　No. 12p 淋巴结区勾画

门静脉分出肝右静脉到胰腺右侧缘

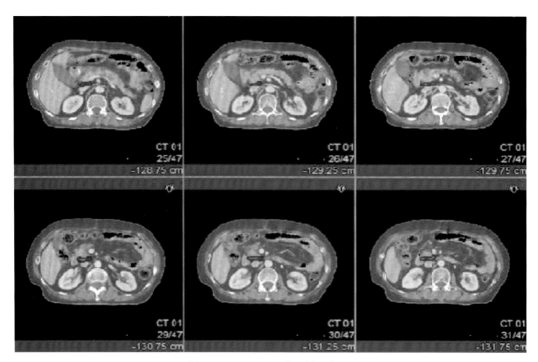

图 24 - 33   No. 13 淋巴结区勾画
上界：胰头上缘；下界：胰头下缘；外界：胰头外侧缘
内界：腹主动脉右缘；前界：胰头；后界：下腔静脉

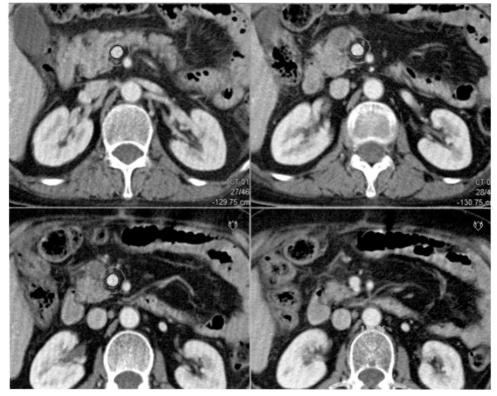

图 24 - 34   No. 14 淋巴结区勾画
肠系膜上静脉，上界：胰下缘；下界：结肠静脉分支部

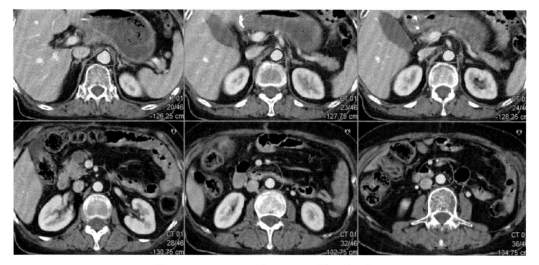

图 24 - 35　No. 16a₂ 和 No. 16b₁ 淋巴结区勾画

a₂ 和 b₁ 是最常见转移部位。上界：腹腔干上缘；下界：L3 下缘（肠系膜下动脉上缘），腹主动脉：左为 1～
1.5 cm；右为 2.5～3 cm；前为 1.5～2 cm；后为 0.2 cm

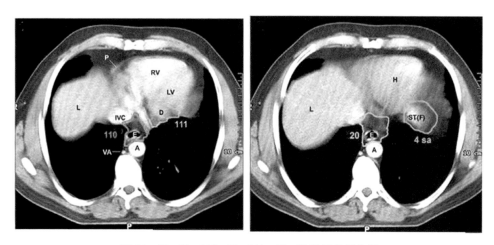

图 24 - 36　No. 110、No. 111、No. 20 淋巴结区勾画

110：食管周围淋巴结；111：膈上淋巴结；20：食管膈裂淋巴结

　　因 No. 15 结肠中动脉 CT 难发现，勾画时可以从受累的横结肠延伸到肠系膜根部血管区域（肿瘤侵犯横结肠及其系膜时需要照射该组）。

〔刘　峰　韩亚骞　肖　琴　刘　科〕

第二十五章 肿瘤急症

一、鼻咽大出血的治疗

1. 保持呼吸道通畅　让血液尽快从鼻腔或口腔排出，防止血液吸入气管引起窒息。必要时用吸痰机吸取口咽、口腔等部位的积血。必要时行气管切开术。

2. 补足血容量，维持有效循环，防止失血性休克。

3. 对症支持治疗　适当使用镇静药、止血药、抗感染治疗等。

4. 目前治疗鼻出血的方法主要包括前、后鼻腔填塞，鼻内镜下射频烧灼止血，数字减影血管造影选择性血管栓塞术（DSA），外科手术。

（1）前、后鼻腔填塞法：是目前鼻出血的重要止血措施，此法对于少量出血可有较好疗效，优点是操作相对简单，对设备要求不高，但由于部分患者张口受限，鼻腔粘连，造成填塞难度加大。同时，填塞还可造成患者鼻塞，鼻黏膜受损，影响正常呼吸，且再出血风险较高。操作：①分别在鼻腔、咽部喷1%麻黄碱和1%丁卡因。②戴手套，将细导尿管分别从双侧前鼻孔插入鼻腔直达咽部，用止血钳将导尿管头端牵出口腔外。③将填塞枕两端的小线分别缚于2根导尿管头端。④自鼻腔向外抽出导尿管尾端，将填塞枕两端的小线同时从双侧鼻孔牵出、拉紧，在鼻小柱前打结固定，使填塞枕由口腔进入到鼻咽部，固定于后鼻孔起压迫止血作用。⑤填塞枕中间的小线自口腔引出固定于口角边。

（2）鼻内镜下行射频烧灼止血：该方法能在直视下对出血点给予有效止血，止血准确可靠，同时电凝止血能保持正常鼻腔功能，但如果鼻腔弥漫性出血或出血非常迅速，则不适用此法，需尽快填塞鼻腔以避免出现失血性休克或窒息。

（3）数字减影血管造影选择性血管栓塞术（DSA）：通过造影可明确出血部位和责任血管，通过注入 u-PVA 颗粒，或以吸收性明胶海绵、弹簧钢圈或可脱球囊等材料进行选择性颈内动脉或颈外动脉及其分支血管栓塞和覆膜支架植入术等止血效果确切可靠，创伤小，复发率低。但由于鼻咽癌放射治疗后出血量大，病情危重，行 DSA 下动脉栓塞治疗需及时迅速抢救，对设备要求较高，需要相关科室配合，且其他抢救措施如抗休克、防止窒息等必不可少。

二、咯血的治疗

（一）定义

咯血系指喉以下呼吸道或肺组织出血，经口腔咳出。

（二）咯血量的确定

1. 小量咯血　24 小时咯血＜100 ml。

2. 中量咯血　24 小时咯血 100～500 ml。

3. 大量咯血　24 小时咯血＞500 ml（或一次咯血 300～500 ml；有人认为一次咯血＞100 ml 即为大咯血）。有时咯血量的多少与病变严重程度并不完全一致，肺功能严重障碍或发生血块阻塞窒息，即或少量咯血也可致命。

（三）治疗原则及方案

治疗原则：制止出血，治疗原发病，防治并发症，维持患者生命功能。

1. 一般处理　①镇静，休息。②中量以上咯血需卧床休息，患侧卧位或平卧位。③对精神紧张、恐惧不安者应解除不必要的顾虑，必要时可给予少量镇静药，咳嗽剧烈的咯血者可适当给予镇咳药。④大咯血严重时可导致窒息。预防咯血窒息应视为大咯血治疗的首要措施，大咯血时首先应保证气道通畅，改善氧合状态，稳定血流动力学状态。⑤出现窒息时采取头低足高 45°的俯卧位，用手取出患者口中的血块，轻拍健侧背部促进气管内的血液排出。若采取上述措施无效时，应迅速进行气管内插管，必要时行气管切开。大咯血患者应开放静脉，备血，必要时补充血容量。向家属交代病情。⑥加强护理，密切观察。中量以上咯血者，应定时测量血压、脉搏、呼吸。鼓励患者轻咳，将血液咯出，以免滞留于呼吸道内。保持呼吸道通畅，床边放置吸痰器。保持大便通畅。

2. 药物治疗

（1）镇静：如地西泮 10 mg 或苯巴妥钠 0.1～0.2g 肌内注射，或口服地西泮 5～10 mg。

（2）镇咳：如可卡因 30 mg 口服或肌内注射，咳美芬 10 mg 口服。禁用吗啡，以免过度抑制咳嗽引起窒息。

（3）止血药的应用：

1）垂体后叶素：本药收缩肺小动脉，使局部血流减少、血栓形成而止血。可将 5～10 U 神经垂体素溶于 20～40 ml 葡萄糖溶液中缓慢静脉注射，然后将 10～20 U 神经垂体素溶于 250～500 ml 液体中静脉滴注维持 0.1 U/（kg·h）。

不良反应：面色苍白、出汗、心悸、胸闷、腹部疼痛、便意、过敏反应，血压升高。

禁忌证：高血压、冠心病、肺源性心脏病、心力衰竭、孕妇。

2）酚妥拉明：是一种 α 肾上腺素受体拮抗药，可直接扩张血管平滑肌，降低肺动静脉压而止血。将 10～20 mg 本药加入 5％葡萄糖溶液 500 ml 中静脉滴注。

不良反应：心率增快，血压下降。

3）普鲁卡因：具有扩张血管、镇静作用。将 200～300 mg 普鲁卡因加入 5％葡萄糖溶液 500 ml 中静脉滴注。

不良反应：过敏反应，颜面潮红、谵妄、兴奋、惊厥。注射前应进行皮试。

4）氨基己酸：抑制纤维蛋白溶酶原的激活因子，抑制纤溶酶原激活为纤溶酶，抑制纤维蛋白溶解。将 4～6g 氨基己酸加入 5％葡萄糖溶液 250 ml 中静脉滴注，1 次/d。

5）酚磺乙胺、卡巴克洛：增加血小板和毛细血管功能。酚磺乙胺 0.25～0.75g 肌内注射或静脉注射，2 次/d；卡巴克洛 2.5～5 mg，口服，3 次/d，10 mg，肌内注射，2 次/d。

6）维生素 K：促进肝脏合成凝血酶原，促进凝血。10 mg 肌内注射，2 次/d。纤维蛋白原：将 1.5～3.0g 本药加入 5％葡萄糖溶液 500 ml 中静脉滴注，1 次/d。

7）云南白药：0.3～0.5g，口服，3 次/d。

8）糖皮质激素：具有非特异性抗炎作用，可减少血管通透性。可短期及少量应用，甲泼尼龙 20～40 mg 或地塞米松 5 mg 静脉注射，1～2 次/d。

3. 气管镜止血　①经过药物治疗无效可以考虑通过硬质气管镜清除积血和止血。②冷盐水灌洗。4 ℃冷盐水 500 ml 加用肾上腺素 5 mg，分次注入出血肺段，保留 1 分钟后吸出。③气囊导管止血。有条件者可用气囊堵塞出血支气管压迫止血，防止窒息。④24 小时后放松气囊，观察几小时无出血可考虑拔管。⑤激光冷冻止血，有条件者可以考虑试用。

4. 支气管动脉栓塞术　首先经支气管动脉造影显示病变部位（如局部造影剂外漏、血管异常扩张、体-肺动脉交通），采用吸收性明胶海绵、氧化纤维素、聚氨基甲酸乙酯或无水乙醇等栓塞局部血管。

5. 手术治疗　有手术适应证时进行。

6. 放射治疗止血。

三、颅内压增高的治疗

治疗原则主要是迅速解除引起颅内压增高的病因和有效控制颅内压。

1. 评估颅内压增高患者的循环及通气情况，对于已形成脑疝影响呼吸的患者，紧急给予气管内插管呼吸机辅助呼吸。床头抬高30°以利于脑静脉回流。避免吸痰，以免刺激导致颅内压增高；适当降低体温。

2. 脱水治疗 ①快速静脉滴注甘露醇，注意监测患者尿量，复查肾功能、电解质。②甘油果糖静脉滴注，每12～24小时1次，或呋塞米静脉注射，与甘露醇交替使用。③必要时用白蛋白注射液，1～2次/d，借提高血液胶体渗透压减轻脑水肿。

3. 激素治疗 对于原发性脑肿瘤或转移瘤引起的血管源性脑水肿应给予高剂量的皮质类固醇治疗，常用地塞米松。

4. 氧气治疗 采用过度通气和高压氧吸入提高血液中氧的含量，降低二氧化碳分压，加快颅内静脉回流，降低颅内压。可考虑给患者短暂的过度通气治疗，使$PaCO_2$达到30～35 mmHg范围。但对疑有颅内活动性出血的患者，不宜采用高压氧治疗。

5. 如经过上述治疗颅内压增高仍不能得到控制或患者仍有脑疝形成征象，可考虑行去骨瓣减压术。对于已经脑疝形成的病例，及早彻底清除原发病灶是根本的治疗方法，不可单纯依赖减压术。如果影像学显示有梗阻性脑积水应尽快行脑脊液引流。如以上措施不能有效控制颅内压增高及脑疝形成，患者亦不符合减压术手术指征，可以考虑给予高渗盐溶液治疗。适当的低温及过度通气（体温控制在32 ℃～34 ℃），也可以用于难治性颅内压增高的治疗。

四、上腔静脉综合征的治疗

上腔静脉综合征（superior vena cava syndrome，SVCS）又称上腔静脉压迫综合征，是由于多种原因引起的上腔静脉管腔完全性或不完全性阻塞，导致左右头臂干血液回流到右心房受阻，侧支循环形成，从而出现一系列的临床症候群。

（一）病因

1. 肿瘤压迫 其中恶性肿瘤是引起SVCS最常见的病因，肺癌最为常见（75%～81%），其次为非霍奇金淋巴瘤、纵隔转移性癌、胸腺瘤或胸腺癌等。

2. 上纵隔的炎性疾病 上腔静脉炎、心包炎、结核等。

3. 医源性因素 血栓形成、心血管术后改变等。

（二）临床症状

SVCS临床症状的严重程度取决于基础疾病，阻塞的速度、程度和部位以及侧支循环是否充分。常见症状和体征为颜面部及上肢肿胀、结膜水肿、口唇发绀、胸闷憋气，随着病情进展出现颅内压增高导致头痛、意识障碍甚至脑水肿，颈静脉怒张，进行性呼吸困难，胸腔积液，心包积液，吞咽困难，声音嘶哑等。临床上最典型的症状和体征为颜面及上肢水肿、颈静脉怒张、进行性呼吸困难、表浅皮下侧支循环形成等。

（三）诊断

影像学检查如CT、MRI、上腔静脉造影等不仅可以诊断原发病，还可以显示上腔静脉受压狭窄程度、范围，以及侧支循环是否建立代偿等情况。通过痰细胞学检查、胸腔积液的脱落细胞学分析、淋巴结活检、支气管镜、纵隔镜等进行组织学活检可以取得病理诊断。除少数SVCS合并严重呼吸困难的以外，通常并非真正的肿瘤急症，得到病理诊断非常重要，有助于根据病理实施专用治疗方案，达到最佳治疗效果。

（四）治疗

1. 一般内科治疗 包括吸氧、抬高头部、限盐饮食、液体尽量避免经上肢静脉输入。在放射治疗或化学治疗时，同时给予利尿、激素抑制炎症减轻水肿。长期利尿脱水时易发生血容量低血黏度升高，应注意补充血容量，必要时抗凝治疗。

2. 放射治疗 根据病情，考虑分割剂量、总剂量、设野大小3个因素。非小细胞肺癌多采用先给于 4～5 天，每天 300 cGy 或 400 cGy 剂量的放射治疗或大野 200 cGy 套小野 100 cGy 放射 4～5 天，后改为常规放射治疗至根治剂量。

放射治疗总剂量应根据是根治性或姑息性、病理类型与病变范围来决定，也应考虑预后、患者一般情况、病情进展速度、是否合用化学治疗等。淋巴瘤放射治疗剂量一般为 3600～4000 cGy，综合治疗时放射治疗剂量应减少。小细胞肺癌放射治疗剂量一般 5000～6000 cGy，非小细胞肺癌一般 >6000 cGy。

放射野大小根据病变范围而定，常规放射治疗可采用大野套小野，小野主要包括上腔静脉周围的肿瘤，大野包括纵隔、肺门与原发病灶。三维适形调强放射治疗可采用 SIB 技术，如 GTV 在 220～250 cGy，CTV 在 180～200 cGy，既能保证靶区剂量又可以较好的减少正常组织照射。

3. 化学治疗　对于小细胞肺癌、非霍奇金淋巴瘤或纵隔精原细胞瘤等化学治疗敏感的肿瘤，一般首选化学治疗。小细胞肺癌少数伴明显呼吸困难的可根据情况先放射治疗，其余应首选化学治疗，化学治疗总有效率达 81%，对于广泛期病变以化学治疗为主，根据病情尽早结合放射治疗也是非常有必要的。

4. 手术治疗　一般用于良性病变，或放射治疗、化学治疗无效，而预计生存超过 6 个月者；因血栓治疗效果差者可考虑手术。

5. 介入治疗　上腔静脉支架置入是目前常用的介入治疗手段，可以有效恢复上腔静脉的血流，短时间内使临床症状明显缓解。但仅仅是一种姑息性的治疗手段，在支架植入术后继续进行针对肿瘤的治疗十分必要。而且也有再梗塞、移位、感染、出血等并发症，临床治疗中需要合理地选择病例，提高安全性及治疗效果。

（五）预后

肺癌合并上腔静脉压迫综合征的放射治疗、化学治疗后缓解率为 70%～90%。治疗后的复发率，肺癌和淋巴瘤分别为 14% 和 5%。

〔刘　峰　韩亚骞　肖　琴　杨雯娟〕

第二十六章　肿瘤放射治疗联合免疫治疗

免疫治疗是肿瘤领域的一项重大进步。放射治疗除了通过对放射野内肿瘤细胞的杀伤作用外，还可激活机体抗肿瘤免疫应答，通过接种效应、归巢效应、易损效应、远位效应等与免疫治疗药物产生协同效应。放射治疗联合免疫治疗作为一种新的治疗方式在部分恶性肿瘤患者中取得了较好疗效。合适的放射治疗剂量与分割模式在最佳时机联合相应的免疫治疗可杀伤放射治疗野外的远处转移病灶。如何有效的放射治疗联合免疫治疗成为肿瘤治疗的一大挑战。

一、肿瘤免疫治疗的基本原理

正常情况下，机体的免疫系统可以通过肿瘤免疫循环有效防止体内肿瘤的发生。但有些肿瘤细胞相关抗原突变，得以逃避效应细胞的杀伤而存活，最终进入免疫逃逸阶段。肿瘤细胞产生大量新抗原，并能被机体的免疫系统所识别。放射治疗可使肿瘤组织释放出免疫原性抗原，放射治疗联合免疫治疗可产生协同作用。

二、放射治疗联合免疫治疗的协同作用

免疫治疗可提高多种肿瘤的疗效，包括非小细胞肺癌、复发或转移性恶性黑色素瘤、头颈部肿瘤等。放射治疗可通过以下环节激发肿瘤免疫反应：①释放和恢复肿瘤免疫抗原；②诱导肿瘤细胞产生免疫原性细胞死亡（ICD）从而加强肿瘤特异性免疫；③放射治疗连接固有免疫与特异性免疫；④招募T细胞至照射肿瘤区；⑤增强肿瘤细胞对效应T细胞杀伤的敏感性；⑥引发远隔抗肿瘤免疫效应（远位效应）。远位效应是指受电离辐射作用的细胞或组织，不仅对其本身产生效应，还可将辐射信号因子通过体液循环系统传递给远处的细胞或组织，引起新的效应，又称远隔效应。免疫治疗与放射治疗的结合方式包括放射治疗联合CTLA-4抑制剂、放射治疗联合PD-1/PD-L1抑制剂、放射治疗联合细胞因子等。

三、放射治疗和免疫治疗的结合与优化

为使放射治疗和免疫治疗达到最优组合，需要考虑以下因素：

（一）放射治疗剂量和分割方式

常规分割放射治疗与大分割放射治疗在促进抗肿瘤免疫应答方面发挥着不同的作用。较高的放射治疗剂量有利于促进T细胞的集簇以及肿瘤抗原的表达，但同时刺激免疫抑制细胞Treg的增殖。分割方式和剂量是最大化免疫反应中最重要的因素，但目前尚无公认的最优模式，最佳的分割方式因不同瘤种、不同个体而异。

（二）放射治疗技术

IMRT、容积调强（VMAT）、TOMO等新的放射治疗技术使剂量线可以更好地与靶区适形，但同时不可避免在周围正常组织中产生低剂量区。而淋巴细胞对射线敏感，在一定时间内即使淋巴结被照射了很低的剂量，仍很有可能影响T淋巴细胞的启动和记忆功能。但目前低剂量每天照射对肿瘤免疫效应的影响尚不清楚，亟待进一步研究。

（三）放射治疗联合免疫治疗的最佳时机

放射治疗前已存在的活化免疫微环境能够增强后续放射治疗的疗效，但考虑到放射治疗的细胞毒作

用，其可能破坏已存在和正在进行的细胞免疫反应，关于放射治疗联合免疫治疗的最佳时机一直未有定论。

　　免疫治疗是肿瘤领域的一项重大突破，并已取得了较大进展。在不同类型肿瘤中如何选择合适的免疫制剂，及放射治疗的最佳分割模式与总剂量，最佳的联合时机是放射治疗与免疫联合治疗成功的关键及研究重点。

〔刘　峰　韩亚骞〕

第二十七章　肿瘤放射治疗与营养

恶性肿瘤患者营养不良的发生率高达 40%～80%。在确诊时约 50% 肿瘤患者已存在营养不良，其中食管癌、肺癌、胃癌和胰腺癌患者营养不良的发生率最高。放射治疗作为肿瘤患者综合治疗手段之一，约 70% 的肿瘤患者在治疗过程中会接受放射治疗。治疗期间患者常出现唾液减少、咽喉疼痛、口腔黏膜炎、放射性食管炎、放射性肠炎等一系列治疗副反应，而引起不同程度的营养不良，导致其放射治疗耐受性的下降，治疗的延缓或中断，严重影响其预后及生存质量。因此，对恶性肿瘤放射治疗患者进行规范、有效的营养治疗具有重要的意义。

一、放射治疗对营养状况的影响

放射治疗对患者的营养状况具有正面和负面双向影响。一方面，放射治疗可减少肿瘤负荷、缓解肿瘤压迫和梗阻，改善患者营养摄入和营养状况；但另一方面，放射治疗对恶性肿瘤患者营养状况的影响包括营养物质摄入、消化、吸收和代谢等全过程。不同部位的放射治疗对患者营养状况影响的程度和机制不同。对于接受头颈部放射治疗的恶性肿瘤患者，一方面放射线会导致味蕾细胞和味觉感觉神经末梢损害，引起患者对酸甜苦咸等味觉的敏感度降低，影响患者食欲；另一方面放射线所致的放射性口腔黏膜炎和口腔疼痛等副反应严重影响患者进食，导致患者碳水化合物、脂肪、蛋白质、纤维素等营养物质的摄入明显减少。头颈部放射治疗还会对患者的吞咽功能造成不同程度的影响，其发生程度与口咽部和喉部的受照射剂量明显相关。对于接受胸部放射治疗的恶性肿瘤患者，放射性食管炎是最常见的副反应之一，放射性食管炎所致的吞咽梗阻、吞咽疼痛、恶心呕吐等症状，直接影响患者营养物质的摄入，导致体重丢失和营养不良。对于接受腹部、盆腔放射治疗的患者，放射性肠炎可能导致患者发生肠吸收功能障碍，进而引起体重的丢失。

二、营养不良对放射治疗的影响

营养不良会对恶性肿瘤放射治疗患者造成不良影响，包括降低肿瘤细胞的放射敏感性、影响放射治疗摆位的精确性、增加放射治疗不良反应、降低放射治疗的耐受性、延长总住院时间等。营养不良还是肿瘤局部复发和生存率低的危险因素之一。

三、营养不良的诊断

恶性肿瘤放射治疗患者营养不良的诊断采用三级诊断体系。

（一）第一级诊断——营养筛查

欧洲临床营养和代谢学会（The European Society for Clinical Nutrition and Metabolism，ESPEN）及中华医学会肠外肠内营养学分会（Chinese Society for Parenteral and Enteral Nutrition，CSPEN）均推荐采用营养风险筛查 2002（nutritional risk screening 2002，NRS 2002）筛查一般成年住院患者的营养风险。NRS2002 总分≥3 说明存在营养风险，需进一步进行营养评估。

（二）第二级诊断——营养评估

营养评估主要判断患者有无营养不良及其严重程度。常用的营养评估量表有 SGA 和 PG-SGA 等。SGA 是美国肠外肠内营养学会（American Society for Parenteral and Enteral Nutrition，ASPEN）推荐的临床营养评估工具。PG-SGA 是美国营养师协会及中国抗癌协会肿瘤营养与支持治疗专业委员会推荐用于肿瘤患者营养状况评估的首选方法。目前，尚无专门针对肿瘤放射治疗患者的营养风险筛查和营养评估工具。

（三）第三级诊断——综合评价

为进一步了解营养不良的原因、类型与后果。在第二级诊断的基础上，通过病史、体格检查、实验室和器械检查分析导致营养不良的原因（原发病），从能耗水平、应激程度、炎性反应、代谢状况4个维度对营养不良进行分型，从人体组成、体能、器官功能、心理状况、生活质量对营养不良的后果进行五层次分析，这些措施统称为综合评价。

四、五阶梯营养治疗

恶性肿瘤放射治疗患者不推荐常规进行营养治疗。PG-SGA评分是判断患者是否存在营养不良及严重程度的重要工具，而急性放射损伤是影响患者营养物质摄入和营养状况的重要因素。因此，要对恶性肿瘤放射治疗患者进行合理的营养治疗，首先需要正确地评估每名患者的营养状况（PG-SGA评分）及患者在放射治疗过程中的急性放射损伤（美国肿瘤放射治疗协作组，Radiation Therapy Oncology Group，RTOG分级），筛选出具备营养治疗适应证的患者，并规范化和个体化选择营养治疗路径，及时给予营养治疗。放射治疗过程中，患者营养状况和放射性损伤不断发生变化，因此需要不断进行再评价，以便及时调整治疗方案和路径，当患者PG-SGA评分或RTOG急性放射损伤分级达到治疗路径中相应的分数或分级时，则选择对应的治疗路径。例如，患者综合评估结果为PG-SGA＝3分，RTOG急性放射损伤级＝1级，则应选择"营养教育＋放射治疗"的治疗路径，在放射治疗同时给予患者营养教育，暂不需要进行人工营养。当患者PG-SGA评分和RTOG急性放射损伤分级评估结果位于不同的治疗路径时，则应选择PG-SGA评分或RTOG急性放射损伤分级更高的治疗路径。例如，患者在放射治疗过程中综合评估结果为PG-SGA＝4分，RTOG急性放射损伤分级＝2级时，则应该选择"人工营养＋放射治疗"的治疗路径，在对患者进行放射治疗的同时联合人工营养。

恶性肿瘤放射治疗患者的营养治疗采用五阶梯治疗的原则。首先选择营养教育，然后依次向上晋级选择口服营养补充（oral nutritional supplements，ONS）、完全肠内营养（total enteral nutrition，TEN）、部分胃肠外营养（partial parenteral nutrition，PPN）、全肠外营养（total parenteral nutrition，TPN）。

（一）第一阶梯：饮食＋营养教育

对于恶性肿瘤放射治疗患者的营养教育，一方面，通过教育让患者建立正确的营养观念，获得必要的营养知识；另一方面，让患者和家属认识到营养治疗对放射治疗的重要性，更好的配合临床医师和护士开展放射治疗和营养治疗。其中最核心的内容是纠正营养误区，明确地告知患者营养支持不但不会促进肿瘤生长，而且会提高机体的免疫力、抑制肿瘤生长。

（二）第二阶梯：饮食＋ONS

如果饮食＋营养教育不能达到目标需要量，则应该选择饮食＋ONS。ONS是肠胃功能正常放射治疗患者肠内营养治疗的首选途径。

（三）第三阶梯：TEN

恶性肿瘤放射治疗患者肠内营养的途径选择遵循"四阶梯原则"。在饮食＋ONS不能满足目标需要量或者一些完全不能饮食的条件下（下一阶梯无法满足患者营养需要＜60％目标需要量，3～5天时或无法实施时），依次向上晋级选择经鼻置管（nasogastric tube，NGT）、经皮内镜下胃/空肠造瘘术（percustanous endoscopic gastrostomy/jejunostomy，PEG/PEJ）、外科手术下胃/空肠造瘘。对于头颈部肿瘤放射治疗患者，由于放射性口腔炎、食管黏膜炎的影响，可以优先考虑PEG/PEJ。

（四）第四阶梯：PEN＋PPN

在TEN不能满足目标需要量的条件下，应该选择PEN＋PPN，或者说在肠内营养的基础上补充性增加肠外营养。不推荐放射治疗患者常规使用肠外营养。

（五）第五阶梯：TPN

在肠道完全不能使用的情况下，TPN 是维持患者生存的唯一营养来源。肠外营养推荐以"全合一"（all in one，AIO）的方式输注，长期使用肠外营养时推荐外周中心静脉导管（peripherally inserted central catheter，PICC）、中心静脉导管（central venous catheter，CVC）或输液港（port）。

五、恶性肿瘤放射治疗患者的营养素

（一）目标能量

恶性肿瘤放射治疗患者能量目标量推荐为 104.6～125.5 KJ/（kg·d）［25～30 kcal/（kg·d）］，放射治疗患者的能量需求随着放射治疗的进行和放射不良反应的发生而不断变化。因此，放射治疗患者的能量摄入目标量需要根据肿瘤负荷、应激状态和急性放射损伤个体化给予并进行动态调整。

（二）营养物质及比重

非荷瘤状态下三大营养物质的供能比例为：碳水化合物 50％～55％、脂肪 25％～30％、蛋白质 15％～20％。研究发现，高蛋白低碳水化合物的饮食在延缓肿瘤生长方面有显著作用。因此，对于恶性肿瘤放射治疗患者，建议减少碳水化合物在总能量中的供能比例，提高蛋白质和脂肪的供能比例。对于一般患者推荐 1.2～1.5 g/（kg·d），对于严重营养不良患者推荐 1.5～2.0 g/（kg·d），对于并发恶病质的患者可提高到 2.0 g/（kg·d），放射治疗患者蛋白质推荐给予量为 1.5～2.0 g/（kg·d）。

（三）免疫营养素

免疫营养素是具有防治营养缺乏，改善免疫功能，调节机体炎性反应的一类特殊营养物质。常用的免疫营养素包括谷氨酰胺、精氨酸、ω-3 多不饱和脂肪酸（ω-3 polyunsaturated fatty acid，ω-3 PUFA）等。谷氨酰胺是目前公认的具有特殊作用的免疫营养素之一，是一种非必需氨基酸。谷氨酰胺在降低放射治疗副反应，提高机体对放射治疗的耐受方面起着一定的作用。

六、恶性肿瘤患者放射治疗后的家庭肠内营养

围放疗期是指从决定患者需要放射治疗开始至与这次放射治疗有关的治疗结束的全过程。恶性肿瘤患者放射治疗结束后，如因肿瘤未完全消退、放射治疗远期并发症如吞咽功能障碍、食管纤维化和狭窄等原因造成经口摄入营养仍不足，则需要进行家庭营养。ONS 是家庭营养最主要的方式，是对患者经口摄入营养不足的重要补充。部分恶性肿瘤放射治疗患者出院后仍需要继续管饲肠内营养，同样以家庭肠内营养的方式实施。患者家庭肠内营养治疗要求医师为患者选择和建立适宜的肠内营养途径、制定肠内营养方案、监测肠内营养并发症并对营养过程进行管理。家庭肠内营养主要依靠患者和家属实施，因此应在出院前对患者及家属进行教育和培训，以保证家庭肠内营养治疗的有效性性和安全性。家庭肿瘤患者肠内营养的监测和随访非常重要，医护人员应及时了解治疗效果并选择维持或调整治疗方案。随访可通过门诊、电话、网络及上门访视等多种方式实施。随访内容包括患者的肿瘤治疗情况、胃肠道功能、肠内营养目标量的完成情况、营养状况指标及生活质量评价、并发症情况等。

〔李　华　杨雯娟　欧阳淑玉　邓诗佳　王　晖〕

参 考 文 献

［1］殷蔚伯，余子豪，徐国镇，等. 肿瘤放射治疗学［M］. 5 版. 北京：中国协和医科大学出版社，2018：1740 - 1748.

［2］石远凯，孙燕，于金明，等. 中国肺癌脑转移诊治专家共识［J］. 中国肺癌杂志，2017，20（1）：1 - 13.

［3］石远凯，孙燕，于金明，等. 中国晚期原发性肺癌诊治专家共识［J］. 中国肺癌杂志，2016，19（1）：1 - 15.

［4］Serizawa T，Yamamoto M，Sato Y，et al. Gamma knife surgery as sole treatment for multiple brain metasteases：2 - center retrospective review of 1508 cases meeting the inclusion criteria of the JLGK0901 multiinstitutional prosepcetive study ［J］. J Neurosurg，2010，113 Suppl：48 - 52.

［5］Grandhi R，Kondziolka D，Panczykowski D，et al. Stereotactic radiosurgery suing the Leksell Gamma Knife Perfexion unit in the management of patietns with 10 or more brain metastases ［J］. J Neurosurg，2012，117（2）：237 - 245.

［6］Kress MA，Oermann E，Ewend MG，et al. Stereotactic radiosurgery for single brain metastases form non-small cell lung cancer：progression of extracranial disease correlates with distant intracranial failure ［J］. Radiat Oncol，2013，8：64.

［7］Yomo S，Hayashi M，Nicholson C. A prospective pilot stuy of two-session Gamma Knife surgery for large metastatic brain tumors ［J］. J Neurooncol，2012，109（1）：159 - 165.

［8］Jiang XS，Xiao JP，Zhang Y，et al. Hypofractionated stereotactic radiotherapy for brain metastases larger than three centimeters ［J］. Radiat Onocl，2012，7：36.

［9］Han JH，Kim DG，Chung HT，et al. Radiosurger y for large brain metastases ［J］. Int J Radiat Oncol Biol Phys，2012，83（1）：113 - 120.

［10］Ma YC，Xiao JP，Bi N，et al. Hypofractionated stereotactic radiotherapy combined with TMZ for large brain metastases：a prospective research ［J］. Chin J Radiat Oncol，2016，4（25）：320 - 326.

［11］Hartford AC，Paravati AJ，Spire WJ，et al. Postoperative stereotactic radiosurgery without whole brain radiation therapy for brain metastases：potential role of preoperative tumor size ［J］. Int J Radiat Oncol Biol Phys，2013，85（3）：650 - 655.

［12］Choi CY，Chang SD，Gibbs IC，et al. Stereotactic radiosurgery of the postoperative resection cavity for brain metastases：prospective evaluation of target margin on tumor control ［J］. Int J Radiat Oncol Biol Phys，2012，84（2）：336 - 342.

［13］Videtic GMM，Donington J，Giuliani M，et al. Stereotactic body radiation therapy for early-stage non-small cell lung cancer：Executive summary of an astro evidence-based guideline ［J］. Pract Radiat Oncol，2017，（7）：295 - 301.

［14］Schneider BJ，Daly ME，Kennedy EB，et al. Stereotactic body radiotherapy for early-stage non-small-cell lung cancer：American society of clinical oncology endorsement of the american society for radiation oncology evidence-based guideline ［J］. J Clin Oncol，2018，（36）：710 - 719.

［15］De Ruysscher D，Faivre-Finn C，Moeller D，et al. European organization for research and treatment of cancer（eortc）recommendations for planning and delivery of high-dose, high precision radiotherapy for lung cancer ［J］. Radiother Oncol，2017，（124）：1 - 10.

［16］National Comprehensive Cancer Network. NCCN guideline for head and neck cancer care. www. nccn. org/ professional/physician _ gls/PDF/head-and-neck. pdf.

［17］Lee AW，Tong W，Pan JJ，et al. International guideline for the delineation of the clinical target volumes (CTV) for nasopharyngeal carcinoma. Radiother Oncol，2018，126（1）：25 - 36.

［18］中国鼻咽癌临床分期工作委员会. 2010 鼻咽癌调强放疗靶区及剂量设计指引专家共识 ［J］. 中华放射肿瘤学杂志，2011，2（4）：267 - 269.

［19］Grégoire V，Evans M，Le QT，et al. Delineation ofthe primary tumour Clinical Target Volumes (CTV-P) in laryngeal, hypopharyngeal, oropharyngeal and oral cavity squamous cell carcinoma：AIRO, CACA, DAHANCA, EORTC, GEORCC, GORTEC, HKNPCSG, HNCIG, IAG-KHT, LPRHHT, NCIC CTG, NCRI, NRG Oncology, PHNS, SBRT, SOMERA, SRO, SSHNO, TROG consensus guidelines ［J］. Radiother Oncol, 2018, 126 (1)：3 - 24.

［20］ Grégoire V, Ang K, Budach W, et al. Delineation of the neck node levels for head and neck tumors：a 2013 update. DAHANCA, EORTC, HKNPCSG, NCIC CTG, NCRI, RTOG, TROG consensus guidelines ［J］. Radiother Oncol, 2014, 110 (1)：172 - 181.

［21］ Grégoire V, Levendag P, Ang KK, et al. CT-based delineation of lymph node levels and related CTVs in the node-negative neck：DAHANCA, EORTC, GORTEC, NCIC, RTOG consensus guidelines ［J］. Radiother Oncol, 2003, 69 (3)：227 - 236.

［22］ Grégoire V, Eisbruch A, Hamoir M, et al. Proposal for the delineation of the nodal CTV in the node-positive and the post-operative neck ［J］. Radiother Oncol, 2006, 79 (1)：15 - 20.

［23］ Abrera AR, et al., Radiation therapy for glioblastoma：Executive summary of an American society for radiation oncology evidence-based clinical practice guideline. Pract Radiat Oncol, 2016, 6：217 - 225.

［24］ Niyazi M, et al. Estro-acrop guideline "target delineation of glioblastomas". Radiother Oncol 2016, 118：35 - 42.

［25］ Pignatti F, et al. Prognostic factors for survival in adult patients with cerebral low-grade glioma. J Clin Oncol, 2002, 20：2076 - 2084.

［26］ Leehen NM, et al. A medical research council trial of two radiotherapy doses in the treatmenl of grades 3 and 4 astrocytoma. The medical research council brain tumour working party. Br J Cancer, 1991, 64：769 - 774.

［27］ Shaw E, et al. Prospective randomized trial of low-versus high-dose radiation therapy in adults with supratentorial low-grade glioma：Initial report of a north central cancer treatment group / radiation therapy oncology group / eastern cooperative oncology group study. J Clin Oncol, 2002, 20：2267 - 2276.

［28］ Karim AB, et al. A randomized trial on dose-response in radiation therapy of low-grade cerebral glioma：European organization for research and treatment of cancer (EORTC) study 22844. Int J Radiat Oncol Biol Phys, 1996, 36：549 - 556.

［29］ 中国临床肿瘤学指南工作委员会. 中国临床肿瘤学会（CSCO）食管癌诊疗指南 ［M］. 北京：人民卫生出版社, 2020.

［30］ 国家卫生健康委员会. 食管癌诊疗规范（2018 年版）［J］. 中华消化病与影像杂志（电子版）, 2019, 9 (4)：158 - 192.

［31］ 李晔雄, 肿瘤放射治疗学 ［M］. 5 版. 北京：中国协和医科大学出版社, 2018：788 - 842.

［32］ Wu AJ, Bosch WR, Chang DT, et al. Expert consensus contouring guidelines for intensity modulated radiation therapy in esophageal and gastroesophageal junction cancer ［J］. Int J Radiat Oncol Biol Phys, 2015, (92)：911.

［33］ 中华医学会放射肿瘤治疗学分会, 中国医师协会放射肿瘤治疗医师分会, 中国抗癌协会放射治疗专业委员会, 等. 中国非小细胞肺癌放射治疗临床指南（2020 版）［J］. 中华放射肿瘤学杂志, 2020, 29 (8)：599 - 607, 608 - 614.

［34］ Hughes K S, Schnaper L A, Bellon J R, et al. Lumpectomy plus tamoxifen with or without irradiation in women age 70 years or older with early breast cancer：long-term follow-up of CALGB 9343 ［J］. J Clin Oncol, 2013, 31 (19)：2382 - 2387.

［35］ Kunkler I H, Williams L J, Jack W J, et al. Breast-conserving surgery with or without irradiation in women aged 65 years or older with early breast cancer (PRIME II)：a randomised controlled trial ［J］. Lancet Oncol, 2015, 16 (3)：266 - 273.

［36］ Offersen B V, Boersma L J, Kirkove C, et al. ESTRO consensus guideline on target volume delineation for elective radiation therapy of early stage breast cancer ［J］. Radiother Oncol, 2015, 114 (1)：3 - 10.

［37］ Askoxylakis V, Jensen A D, Hafner M F, et al. Simultaneous integrated boost for adjuvant treatment of breast cancer-intensity modulated vs. conventional radiotherapy：the IMRT-MC2 trial ［J］. BMC Cancer, 2011, 11：249.

［38］ Wang S L, Fang H, Song Y W, et al. Hypofractionated versus conventional fractionated postmastectomy radiotherapy for patients with high-risk breast cancer：a randomised, non-inferiority, open-label, phase 3 trial ［J］. Lancet Oncol, 2019, 20 (3)：352 - 360.

［39］ Khan A J, Poppe M M, Goyal S, et al. Hypofractionated Postmastectomy Radiation Therapy Is Safe and Effective：

First Results From a Prospective Phase II Trial [J]. J Clin Oncol，2017，35 (18)：2037 - 2043.

［40］ Matzinger O，et al. EORTC-ROG expert opinion：Radiotherapy volume and treatment guidelines for neoadjuvant radiation of adenocarcinomas of the gastroesophageal junction and the stomach. Radiother Oncol，2009，92：164 - 175.

［41］ Smalley SR，et al. Gastric surgical adjuvant radiotherapy consensus report：rationale and treatment implementation. Int J Radiat Oncol Biol Phys，2002，52：283 - 293.

［42］ Haijun Y，et al. A new approach to delineating lymph node target volumes for post-operative radiotherapy in gastric cancer：A phase II trial. Radiother Oncol，2015，116：245 - 251.

［43］ 唐源，金晶，朱远，等. 直肠癌术前/术后适形/调强放疗靶区勾画共识与图谱 [J]. 中华放射肿瘤学杂志，2018，27 (03)：227 - 234.

［44］ Valentini V，Gambacorta M A，Barbaro B，et al. International consensus guidelines on Clinical Target Volume delineation in rectal cancer [J]. Radiother Oncol，2016，120 (2)：195 - 201.

［45］ 国家卫生健康委员会. 原发性肝癌诊疗规范（2019 年版）[J]. 中华肝脏病杂志，2020，28 (2)：112 - 128.

［46］ 中华医学会放射肿瘤学分会、中国生物医学工程学会精确放疗分会肝癌学组与消化系统肿瘤专家委员会，中国研究型医院学会放射肿瘤学分会肝癌学组. 2016 年原发性肝癌放疗共识 [J]. 中华放射肿瘤学杂志，2016，25 (11)：1141 - 1150.

［47］ Goodman KA，Regine WF，Dawson LA，et al. Radiation Therapy Oncology Group consensus panel guidelines for the delineation of the clinical target volume in the postoperative treatment of pancreatic head cancer [J]. Int J Radiat Oncol Biol Phys. 2012，83 (3)：901 - 908.

［48］ 中国临床肿瘤学会胰腺癌专家委员会. 胰腺癌综合诊治中国专家共识（2014 年版）[J]. 临床肿瘤学杂志，2014，(4)：358 - 370.

［49］ Huguet F，Goodman KA，Azria D，et al，Radiotherapy technical considerations in the management of locally advanced pancreatic cancer：American-French consensus recommendations [J]. Int J Radiat Oncol Biol Phys，2012，83 (5)：1355 - 1364.

［50］ Boehmer D. Guidelines for primary radiotherapy of patients with prostate cancer [J]. Radiother Oncol，2006，79 (3)：259 - 269.

［51］ McLaughlin PW. Radiographic and anatomic basis for prostate contouring errors and methods to improve prostate contouring accuracy [J]. Int J Radiat Oncol Biol Phys，2010，76 (2)：369 - 378.

［52］ Poortmans P. Guidelines for target volume definition in post-operative radiotherapy for prostate cancer，on behalf of the EORTC Radiation Oncology Group [J]. Radiother Oncol，2007，84 (2)：121 - 127.

［53］ Yahalom J，Illidge T，Specht L，et al. Modern radiation therapy for extranodal lymphomas：field and dose guidelines from the International Lymphoma Radiation Oncology Group [J]. Int J Radiat Oncol Biol Phys，2015，92 (1)：11 - 31.

［54］ 魏东山，李浒. 磁流体热疗治疗肿瘤研究进展 [J]. 浙江中西医结合杂志，2013，23 (8)：684 - 686.

［55］ Suriyanto，E Y K Ng S D Kumar. Physical mechanism and modeling of heat generation and transfer in magnetic fluid hyperthermia through Néelian and Brownian relaxation：a review [J]. Biomed Eng Online，2017，16 (1)：1 - 22.

［56］ Shiyu Gao，Min Zheng，Xiaohua Ren，et al. Local hyperthermia in head and neck cancer：mechanism，application and advance [J]. Oncotarget，2016，7 (35)：57367 - 57378.

［57］ Akira Ito，Masashige Shinkai，Hiroyuki Honda，et a1. Heat shock protein 70 expression induces antitumor immunity during intracellular hyperthermia using magnctitenano particles [J]. Cancer lmmunol lmmunother，2003，52 (2)：80 - 88.

［58］ 闫向勇，刘文超. 热疗在肿瘤治疗中的研究进展 [J]. 世界中西医结合杂志，2014，(2)：213 - 216.

［59］ 张佳慧，秦丽娟. 肿瘤热疗的研究进展 [J]. 实用心脑肺血管病杂志，2012，(9)：1424 - 1426.

［60］ Austin J Moy，James W Tunnell. Combinatorial immunotherapy and nanoparticle mediated hyperthermia [J]. Adv Drug Deliv Rev，2017，114：175 - 183.

［61］ Man J，Shoemake J D，Ma T，et al. Hyperthermia Sensitizes Glioma Stem-like Cells to Radiation by Inhibiting AKT Signaling [J]. Cancer Res，2015，75 (8)：1760 - 1769.

［62］ Christie C，Molina S，Gonzales J，et al. Synergistic chemotherapy by combined moderate hyperthermia and photochemical internalization ［J］. Biomed Opt Express，2016，7（4）：1240－1250.

［63］ 中华医学会放疗分会热疗专业委员会. 中国肿瘤热疗临床应用指南（2017. V1.1）［J］. 中华放射肿瘤学杂志，2017，4（26）：369－375.

［64］ Vincent G，Kian A，Wilfried B，et al. Delineation of the neck node levels for head and neck tumors：A 2013 update. DAHANCA，EORTC，HKNPCSG，NCIC CTG，NCRI，RTOG，TROG consensus guidelines［J］. Radiother Oncol，2014，110（1）：172－181.

［65］ Ahmed H El-Sherief，Charles T Lau，Carol C Wu，et al. International association for the study of lung cancer（IASLC）lymphnode map：radiologic review with CT illustration［J］. Radiographics，2014，34（6）：1680－1691.

［66］ Japanese Gastric Cancer A. Japanese classification of gastric carcinoma：3rd English edition［J］. Gastric Cancer，2011，14（2）：101－12.

［67］ CSCO肿瘤营养治疗专家委员会. 恶性肿瘤患者的营养治疗专家共识［J］. 临床肿瘤学杂志，2012，17（1）：59－73.

［68］ 中华医学会放射肿瘤治疗学分会. 放疗营养规范化管理专家共识［J］. 中华放射肿瘤学杂志，2020，29（5）：324－331.

［69］ 中国抗癌协会肿瘤营养与支持专业委员会肿瘤放疗营养学组. 头颈部肿瘤放疗者营养与支持治疗专家共识［J］. 中华放射肿瘤学杂志，2018，27（1）：1－6.

［70］ 中华医学会放射肿瘤治疗学分会. 肿瘤放疗患者口服营养补充专家共识（2017）［J］. 中华放射肿瘤学杂志，2017，26（11）：1239－1247.

［71］ 李涛，吕家华，郎锦义，等. 恶性肿瘤放射治疗患者肠内营养专家共识［J］. 肿瘤代谢与营养电子杂志，2017，4（3）：272－279.

［72］ 李涛，吕家华，郎锦义，等. 恶性肿瘤放疗患者营养治疗专家共识［J］. 肿瘤代谢与营养电子杂志，2018，5（4）：358－365.

［73］ 吕家华，李涛，谢丛华，等. 食管癌放疗患者肠内营养专家共识［J］. 肿瘤代谢与营养电子杂志，2015，（4）：29－32.

［74］ 石汉平，许红霞，李苏宜，等. 营养不良的五阶梯治疗［J］. 肿瘤代谢与营养电子杂志，2015，2（01）：29－33.

［75］ 石汉平，丛明华，陈伟. 再论营养不良的三级诊断［J］. 中国医学前沿杂志（电子版），2020，12（01）：17－19.

图书在版编目（ＣＩＰ）数据

现代肿瘤放射治疗临床实践指导 / 王晖主编. — 长沙 ： 湖南科学技术出版社，2021.7

ISBN 978-7-5710-1007-2

Ⅰ．①现… Ⅱ．①王… Ⅲ．①肿瘤—放射疗法 Ⅳ.①R730.55

中国版本图书馆 CIP 数据核字(2021)第 109743 号

现代肿瘤放射治疗临床实践指导

主　　编：王　晖

责任编辑：李　忠

出版发行：湖南科学技术出版社

社　　址：长沙市芙蓉中路一段 416 号泊富国际金融中心

网　　址：http://www.hnstp.com

湖南科学技术出版社天猫旗舰店网址：

　　　　　http://hnkjcbs.tmall.com

邮购联系：本社直销科 0731-84375808

印　　刷：长沙芙银印务广告有限公司

　　　　　（印装质量问题请直接与本厂联系）

厂　　址：长沙市望城区马桥河路联东U谷A33栋

邮　　编：410200

版　　次：2021 年 7 月第 1 版

印　　次：2021 年 7 月第 1 次印刷

开　　本：889mm×1194mm　1/16

印　　张：12.25

字　　数：360 千字

书　　号：ISBN 978-7-5710-1007-2

定　　价：98.00 元

（版权所有·翻印必究）